보툴리눔 독소
주사요법 가이드

IB R. ODDERSON 지음
이종호 옮김

BOTULINUM TOXIN INJECTION GUIDE

SPASTICITY
DYSTONIA
MIGRAINE
HYPERHIDROSIS
DROOLING
PAIN

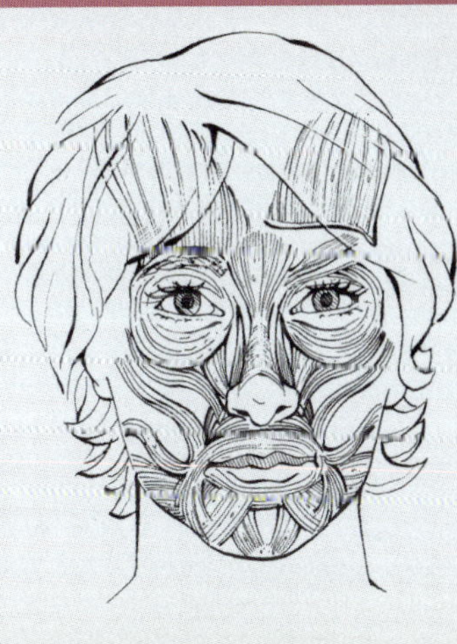

군자출판사

보툴리눔 독소 주사요법 가이드

Botulinum Toxin Injection Guide

첫째판 1쇄 인쇄 | 2009년 4월 7일
첫째판 1쇄 발행 | 2009년 4월 17일

지 은 이	Ib R. Odderson
옮 긴 이	이종호
발 행 인	장주연
편집디자인	권연정
표지디자인	이지선
발 행 처	군자출판사
등 록	제 4-139호(1991. 6. 24)

본 사	(110-717) 서울특별시 종로구 인의동 112-1 동원회관 BD 3층	
	Tel. (02) 762-9194/5	Fax. (02) 764-0209
대 구 지 점	Tel. (053) 428-2748	Fax. (053) 428-2749
광 주 지 점	Tel. (062) 228-0252	Fax. (062) 228-0251
부 산 지 점	Tel. (051) 893-8989	Fax. (051) 893-8986

Botulinum Toxin Injection Guide by Ib R. Odderson, MD, PhD
ISBN: 9781933864211

www.koonja.co.kr

* 파본은 교환하여 드립니다.
* 검인은 저자와의 합의 하에 생략합니다.

ISBN 978-89-6278-111-3

정가 23,000원

역자 약력

이종호(李鍾昊)

1981. 2	가톨릭대학교 의과대학 졸업
1985. 2	가톨릭대학교 의과대학 마취과 전문의
1985. 3 ~ 1994. 2	가톨릭대학교 의과대학 성모병원 마취과 전임강사, 조교수
1991. 1 ~ 12	미국 Thomas Jefferson University 교환교수
1994. 3 ~ 2008. 2	이종호 통증크리닉 원장
2008. 3 ~ 현재	조은 통증크리닉 원장

전 대한마취통증의학과 개원의협의회 의무이사, 학술이사
전 대한통증학회 학술이사

감사의 글

나에게 도움을 준 다음의 사람들에게 감사한다. 나를 모든 적절한 사람들과 연결시켜준 George H. Kraft, MD, 이 프로젝트에 대해 충고와 지지를 보내준 의학 편집장 R.Crieg Percy, 자신의 수고와 예술적 실력을 사용하여 이 책의 삽화를 그려준 의학 삽화가 Jennifer Smith, 친절하게 이 원고를 검토하고 깊은 생각이 담긴 견해를 달아준 Gerard Francisco, MD, 광대한 임상적 기술과 유용한 제안을 해준 Srinivas Nalamachu, MD, 의학 사서 Kenneth H.Willer, 신속하고 특별한 도서 서비스를 제공해준 전문 사서 Carmen Tawnsend. 치료에 임해준 나의 환자들, 당신들은 나에게 많은 것을 가르쳐줬으며 나의 기술을 배우고 개선할 수 있도록 도움을 주었다.

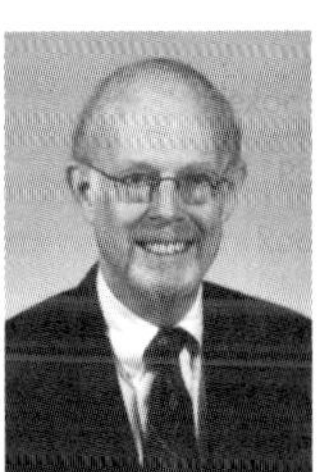

George H. Kraft, MD는 내가 시애틀의 워싱턴 대학에서 레지던트 수련을 시작한 이후로 멘토이자 좋은 친구였다. 그는 언제나 긍정적이며, 고무적이고 함께 하면 즐거운 사람이었다. 그는 진실로 학구적인 정치가이며, 나에게 충고를 아끼지 않았을 뿐 아니라 나에게 모든 문을 열어 두고 있었다. George에게 감사한다.

목차

시작하며

어느 분야의 의학이든, 치료의 수준은 의사의 지식과 비례한다. 임상의는 새로운 치료 기술과 약물 치료법을 따라가야 하는 현실적 도전에 직면하고 있다. 약물 치료의 새로운 적응증들이 계속해서 출현하고 있다.

미 FDA는 1989년 보툴리눔 독소 치료를 처음으로 승인했다. 현재까지 FDA 승인을 받은 적응증은 6개이다. (얼굴 편측연축,1989; 눈꺼풀연축,1989; 사시,1989; 목 근긴장이상,2000; 미간 주름,2002; 다한증, 2004). FDA 승인을 받은 것 외에 계속해서 보툴리눔 독소 치료 적응증은 광범위하게 확대되었다. 많은 전문가들이 다양한 범위의 치료에 이 독소를 사용하였다. 그러므로 현재 사용하고 있는 대부분과 이 책의 적용 내용 중 약 절반은 승인되지 않은 것이며, 따라서 반드시 주의가 필요하다.

이 핸드북은 바쁜 임상의와 신경독 치료를 처음 시작하는 사람들을 위해 만들어졌다. 이 책을 쉽게 사용할 수 있도록 주사 용량 표와 관련 삽화는 다음 페이지에 두었다. 그러나 어떤 경우에는, 여러 페이지의 해부학적 삽화가 필요했다(편두통, 목 근긴장이상-사경, 어깨 내전/내회전, 서경, 고관절 굽힘, 내반첨족, 외반족).

이 책의 내용은 적절한 임상 수련, 해부학 지식, 논문의 익숙해짐, 보툴리눔 독소 치료의 위험과 이득에 대한 이해를 대신할 수 없다. 보툴리눔 독소 치료는 치료의 상황마다 개별화되어야 하기 때문에 각각의 크기, 잠재적인 부작용, 용량 등은 그 때마다 수정되어야 한다. 표에 나온 용량은 특별하지 않은 경우, 성인을 대상으로 나온 것이다. 보툴리눔 독소는 매우 강한 치료제이므로 많은 주의를 기울여야 한다.

안타깝게도, 많은 경우, 심지어 FDA의 승인을 받은 경우까지도, 보험의 적용을 받지 못할 수 있다. 그러므로 목록에 나온 코드를 사용한다고 나중에 꼭 보험에 적용되는 것은 아니지만, 처리과정에는 도움을 줄 것이다. 사전승인을 하지 않는 메디케어 외에는, 모든 시술에 대해 보험회사의 사전승인을 받을 것을 추천한다.

보툴리눔 독소 치료는 여러 상황을 다루는데 매우 효과적일 수 있다. 그 효과는 때로 감동적이며 보툴리눔 독소 치료에 대한 더 나은 임상 기술을 할수록 치료 결과와 환자의 삶의 질은 더욱 향상될 수 있다.

Ib R. Odderson, MD, PhD

서문

- 근육의 과활성
- 보툴리눔 독소
- 보툴리눔 독소 제제의 특징
- A형과 B형의 단위
- FDA 승인 적응증
- 보툴리눔 독소 용량
- 주사 빈도
- BTX-A 문의
- BTX-B 문의
- BTX 자료
- 안전 정보
- BTX-A 희석
- BTX-B 희석
- 보툴리눔 독소 주사를 위한 보조기술
- 주사시 통증을 최소화할 수 있는 기술
- 희석

근육의 과활성(overactivity)[1]	
경직 (spasticity)	근육을 신장시킬 때, 근육의 수축에 따라 같이 증가하는 속도. 움직이는 속도가 증가할수록 저항도 증가한다. 또한 관절이 움직이고 근육이 신장됨에 따라 EMG의 활성도는 증가한다. 158쪽의 Ashworth 척도 참조
연축성 근긴장이상 (spastic dystonia)	관절이나 사지의 움직임 없는 휴지기의 활동성 근수축[2]. EMG를 보면 휴지기에도 근육의 활동이 지속되고 있다. 또한, 근육 이완시 EMG의 활성도가 증가한다.
연축성 동시수축 (spastic cocontraction)	작용근이 수의적 수축을 할 때 길항근이 이완되지 않고 동시수축이 나타난다. 또한 근육의 이완시 EMG의 활성도가 증가한다.
근긴장이상 (dystonia)	불수의적 근수축으로 이따금씩 나타나는 뒤틀림과 반복적 운동 또는 이상 자세[3]. 근육의 활동성은 자발적 움직임이 있거나 근긴장이상과 반대로 움직일 때 증가한다. 근육의 활동성이 작용근과 길항근 모두와 관련되기도 한다.(동시수축) EMG를 해보면 근육의 활성도가 주기적이거나 지속적인 형태를 나타내기도 하는데, 작용근을 의도적으로 수축시키면 길항근의 수축도 증가하게 된다. 국소 근긴장이상에는 다음이 포함된다. • 눈꺼풀연축 • 목 근긴장이상 • 구강하악 근긴장이상 • 서경 • 사경 • 연축성 근긴장이상

152–153쪽의 목 근긴장이상에 대한 TWSTRS 척도를 참고하라.

참고문헌

1. Gracies JM. Pathophysiology of spastic paresis. II:emergency of muscle overactivity. Muscle Nerve 2005;31:552-71.

2. Eenny-Brown D. The Cerebral Control of Movement. Liverpool:Liverpool University Press, 1966;124-43, 171-84.

3. Rowland LP. Merritt's Textbooks of Neurology, 8th ed. Philadelphia: Lea & Febiger, 1989

보툴리눔 독소

보툴리눔 독소는 Clostridium botulinum이라는 세균에 의해 만들어진다. 그것은 그람 양성균이며 포자를 만들고 흙에서 사는 절대 무산소성균이다.

일곱 개의 혈청형이 존재하며(A,B,C1,D,E,F, 그리고 G형), 미국에서는 이 중에 두 개가 임상에서 사용되는데, 바로 A형(Botox, Allergan, Inc.)과 B형(Myobloc, Solstice Neuroscience, Inc.)이 그것이다. 이 책을 쓰고 있을 무렵 다른 A형(Dysport, Ipsen Ltd., U.K.)은 아직 미국에서는 사용되고 있지 않고 있었다.

작용 기전은 다음과 같다. 보툴리눔 독소는, 연접전 신경으로 들어가서 연접소포를 연접전막에 연결 및 융합시키는 단백질을 분해함으로써 아세틸콜린과 같은 신경전달물질의 분비를 억제한다. B형은 연접소포의 외부에 작용하여 소포와 관련된 막단백질(VAMP, synaptobrevin)을 분해하는 한편, A형은 연접후막(SNAP-25)의 안쪽 면에 작용한다. 보툴리눔 독소는 아세틸콜린 외에 노르아드레날린, 도파민, GABA, 글라이신, 메티오닌-엔케팔린 펩티드, 그리고 통각수용체의 substance P 등의 다른 신경전달물질의 분비도 억제한다.[1,2]

근육에서 보툴리눔 독소는, 근육세포(extrafusal fibers)의 신경근육 연결부와 근육방추 (intrafusal fibers)에서 아세틸콜린의 분비를 억제한다. 근육방추의 활성도가 감소하면 근육이 이완된다. 말초에서는 보툴리눔 독소가 통증감각기의 유리를 줄일 수 있다.

마우스 단위. 생물학적 활성도는 마우스 단위(반치사량 LD50)로 측정한다. 1 단위(U)는 18-20g 짜리 암컷 Swiss Webster 쥐의 복강내 반치사량이다.

참고문헌

1. MacKenzie I, Burnstockk G, Dolly JO. The effects of purified botulinum toxin type A on cholinergic, adrenergic and non-adrenergic atropine-resistant autonomic neuromuscular transmission. Neuroscience 1982;7:997-1006.
2. Ishikawa H, Mitsui Y, Yoshitomi T, et al. Presynaptic effects of botulinum toxin type A on the neuronally evoked response of albino and pigmented rabbit iris sphincter and dilator muscles. Jpn J Ohpthalmol 2000;44:106-09.

보툴리눔 독소 제제의 특징[1,2]		
	BTX-A(보톡스)	BTX-B(마이아블록)
바이알	100U	2,500U, 5,000U, 10,000U
알부민	0.5mg	0.05%
독소	5ng	25ng, 50ng, 100ng
pH	조성후 7.3	5.6
저장	냉장 24개월 (유효기간 주의)	냉장 30개월 실온 9개월[3] (유효기간 주의)
바이알	1회용	1회용
희석후 4시간 이내에 사용 - 방부제 없음		

참고문헌

1. Mayer NH, Simpson DM, eds. Spasticity: etiology, evaluation, management, and the role of botulinum toxin. We Move, Sept 2002.
2. Package insert for Botox and Myobloc.
3. Royal MA. Botulinum toxins in pain management. Phys Med Rehabil Clin N Am 14(2003):805-820.

A형과 B형의 단위 비교
보툴리눔 독소 A형과 B형의 생물학적 활성도 단위는 다른 보툴리눔 독소 단위와 비교하거나 전환될 수 없다.

FDA 승인 적응증	
BTX-A(보톡스)	BTX-B(마이아블록)
얼굴 편측연축, 1989	
눈꺼풀연축, 1989	
사시, 1989	
목 근긴장이상, 2000	목 근긴장이상, 2000
미간 주름, 2002	
다한증, 2004	

보툴리눔 독소 용량

용량은 환자의 키, 근육비대, EMG 활성화 정도, 움직임 유형, 약화, 부작용 위험, 기능 상실의 위험, 전체 용량, 진단과 이전 주사에 대한 반응에 따라 달라져야 한다.

주사 빈도

일반적으로 약효는 3-6개월정도 지속된다. 주사 용량과 횟수에 따라 항체 형성 가능성이 있다. 그러므로 주사 간격을 늘리고 증상 치료를 위해 사용하는 용량을 최소한으로 하는 것이 바람직하다. 그러나 증상의 재발 정도와 보험적용에 따라 최종 결정이 달라질 수 있다.

BTX-A 문의

개원의를 위한 Allergan사	1-800-433-8871
보톡스 정보	1-800-44-Botox http://www.allergan.com/ http://www.botox.com/

BTX-B 문의

Solstice Neuroscience사	1-888-461-2255
마이아블록 정보	http://www.solsticeneuro.com/

BTX 자료

Neurotoxin Institute (신경독 연구소)	http://www.neurotoxininstitute.com/ 신경독 치료의 기초과학과 임상적용에 대한 독립 자료실 무료 CME 자료
We Move	http://www.wemove.org/ Worldwide Education and Awareness for Movement Disorders
MDVU Movement Disorder Virtual University	http://www.mdvu.org/ Movement Disorder Virtual University dosing guidlenes

안전 정보	
목록표에 나온 용량은 문헌들과 Allergan, Solstice Neuroscience, MDVU와 We Move의 인터넷 웹사이트에서 얻은 자료들이다. 그 중 일부는 임상전문가들로 구성된 위원단이 만들어 We Move와 MDVU에서 출판하기도 하였다. 나머지는 문헌에서 발췌했는데 그 중에서도 일부는 단지 사례연구에서만 소개된 것도 있다. 따라서 어떤 사람에게 처음 주사를 놓을 때는 안전에 신경을 써야 한다. 모든 약과 그 투약과 관련된 고유의 부작용이라는 것이 있기 때문에, 목록표의 용량을 따라 사용한다고 부작용이 없다고 보장할 수 없다. 초기 용량은 환자의 키, 체중, 약화, 경직 정도, 기능 상실의 가능성, 기능이상의 정도에 따라 개별화되어야 한다. 치료자는 특정 용량을 알기 위해 문헌을 고찰하는 것이 좋다.	
금기증	보툴리눔 독소 치료는 주사부위에 염증이 있거나 주사성분 중 어느 것에 대해 과민반응을 하는 환자에게는 사용해서는 안 된다.
주의	심하고 즉각적인 과민반응이 보고된 예는 거의 없다. 그러한 반응에는 아나필락시스, 두드러기, 연조직 부종, 호흡 곤란 등이 있다. 그러한 반응이 나타나면 즉시 추가 주사를 중단하고 적절한 의료적 처치를 시행해야 한다. 말초 운동신경병증(예, 루게릭병이나 운동신경염)이나 신경근육 연결부 질환(예, 중증근무력증, Lambert-Eaton 증후군)이 있는 환자들은 주의 깊게 치료해야 한다. 신경근육 질환 환자들은 보통의 보툴리눔 독소 용량으로도 심한 연하곤란과 호흡 곤란과 같은 임상적 전신 반응의 위험성이 높아질 수 있다. 보툴리눔 독소 치료를 받아본 적이 없는 환자를 치료할 때는 저용량으로 시작해야 한다. 간호사가 주사하거나, 꼭 필요해서 임산부에게 주사할 때 더욱 주의를 기울여야 한다.
부작용	부정맥과 심근 경색 등의 심혈관 질환으로 치명적 결과를 초래했다는 보고는 거의 없었다.

참고자료

보톡스와 마이아블록 사용설명서

BTX-B 안전 정보

보툴리눔 독소-B 마이아블록	이전에 보툴리눔 독소 치료를 받고 문제가 없던 환자라면 마이아블록 초기 용량은 관련 근육에 2,500-5,000U를 나누어 주입한다. 이전에 보툴리눔 독소 치료를 받아본 적이 없는 환자라면 저용량으로 시작해야 한다.[1]

참고자료

1. 마이아블록 제품 정보

최신 안전 정보

이 책을 쓸 때 즈음, 미 FDA는 보툴리눔 독소 A, B의 지속적인 안전성 평가에 대한 조기보도물을 발행했다. FDA가 발행한 보고서에는 FDA가 승인 혹은 비승인한 방법으로 보툴리눔 독소 A, B를 사용한 후 나타난 호흡 부전과 사망 등의 전신부작용이 포함되어 있다. 보고서의 증상은, 보툴리눔 독소가 주사부위를 넘어 전신으로 퍼졌을 때 나타나는 보툴리눔 독소증으로 의심된다. 가장 심한 경우는 병원에 입원을 하고 사망에 이르기까지 했으며, 대부분은 뇌성마비로 인한 사지경직 치료를 받은 소아에게서 나타났다. 소아나 성인의 사지경직(팔과 다리의 심한 연축)를 보툴리눔 독소로 치료하는 방법은 아직 미국에서 승인받지 못한 방법이다.

16세 미만 소아에서 보툴리눔 독소증의 경우에 위급식튜브와 호흡보조(ventilatory support)까지 필요할 정도의 연하 곤란과 호흡부전의 증상을 나타냈다고 한다. 심한 경우에는 병원에 입원했다가 사망하기도 했다. 이러한 케이스들 중에는 뇌성마비로 인한 사지경직의 치료에 보툴리눔 독소를 사용한 사례가 가장 많다. 보톡스 사용용량은 6.25-32U/kg이었고, 마이아블록은 388-625U/kg이었다.

FDA는 소아와 성인의 사지경직 치료에 보툴리눔 독소를 사용한 주요 문헌을 알고 있다. 뇌성마비로 인한 사지경직나 12세 미만 소아에 대해서는 보툴리눔 독소의 안전도, 효과, 용량이 확립되어 있지 않다.

성인 보툴리눔 독소증 케이스를 보면 환자들이 머리의 자세를 유지하기 힘들다고 하거나 연하곤란과 안검하수 등의 증상을 호소하고 있다. 어떤 보고서에서는 주사부위와 거리가 먼 곳에서 일어난 전신 반응이나 하지의 약화와 저림 등을 보여주기도 한다. 입원을 포함한 성인의 심각한 부작용 중에 기관내 삽관이나 기계호흡이 필요한 경우는 없었다. 사망이 보고된 사례도 없다. 보톡스는 100-700Units, 마이아블록은 10,000-20,000U 만큼 사용했다.

FDA가 평가를 마칠 때까지, 보툴리눔 독소를 의료용으로 사용하는 의료진은 다음을 기억해야 한다.

- 'Units' 또는 'U'로 나타내는 강도는 보툴리눔 독소 제품마다 다르다는 사실을 이해해야 한다. units으로 표현하는 한 제품의 임상적 용량을 다른 제품의 것과 비교할 수 없다.
- 보툴리눔 독소 주입후 나타나는 전신 효과의 가능성에 주의해야 한다; 연하곤란, 발성장애, 무기력, 호흡곤란이나 호흡부전
- 이러한 반응은 치료후 빠르면 1일, 늦으면 수주후에 나타날 수 있음을 이해해야 한다.
- 환자와 보호자에게 보툴리눔 독소 주입 후 전신 효과의 증상을 감별할 수 있는 정보를 알려주어야 한다.
- 환자가 삼키거나 말하는데 점점 더 심한 어려움을 나타내거나, 숨쉬기 어렵고 근력 약화의 증상이 나타난다면 즉각 의료적 처치를 받아야 한다는 사실을 환자에게 알려준다.

출처 : FDA, 조기 보도물, 2008년 2월 8일
http://www.fda.gov/cder/drug/early_comm/botulinium_toxin.htm

BTX-A 희석

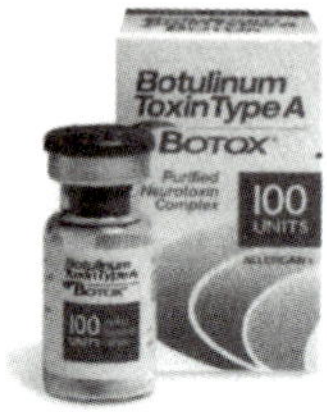

100 U

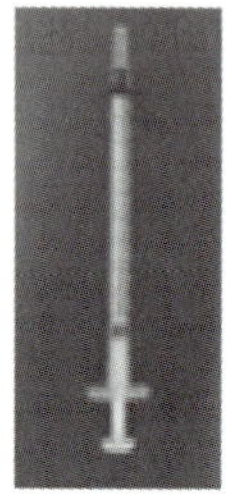

1 cc

100 U/syringe
10 U/0.1 cc

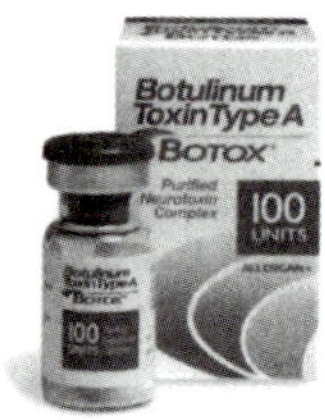

100 U

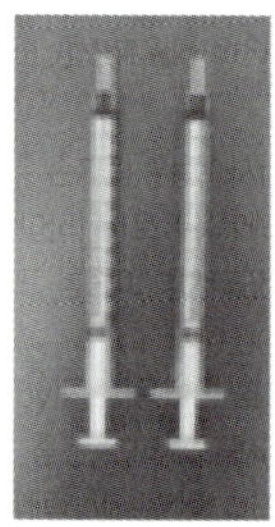

2 cc

50 U/syringe
5 U/0.1 cc

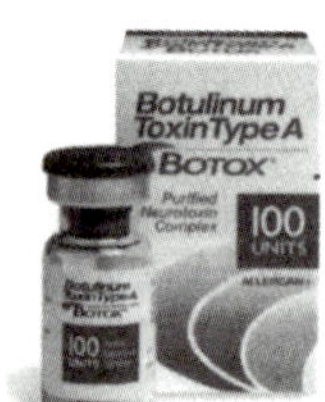

100 U

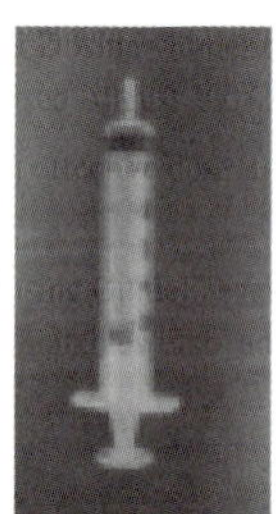

4 cc

100 U/syringe
25 U/1 cc

방부제가 첨가되지 않은 식염수로 희석

BTX-B 희석

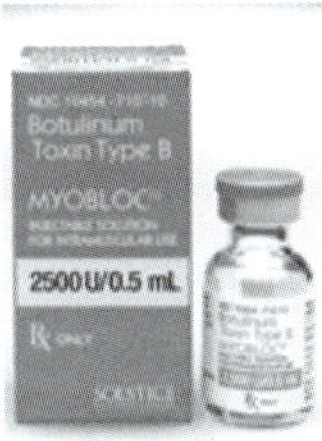

2,500 U/0.5 cc

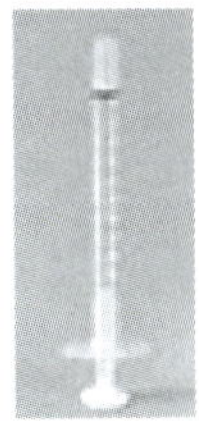

0.5 cc

2,500 U/ 0.5 cc
500 U/0.1 cc

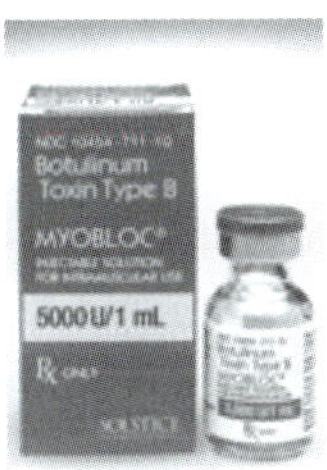

5,000 U/1 cc

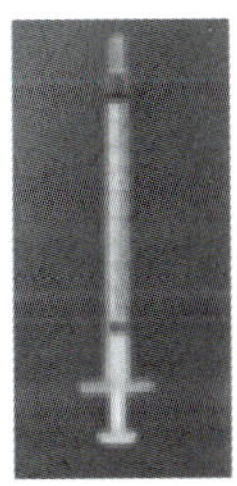

1 cc

5,000 U/1 cc
500 U/0.1 cc

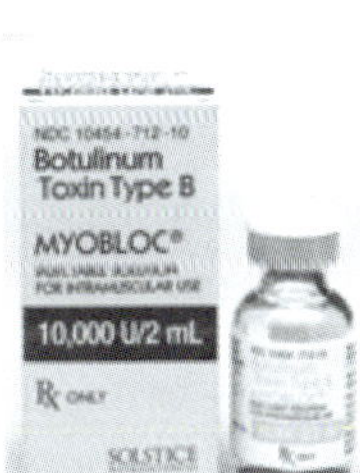

10,000 U/2 cc

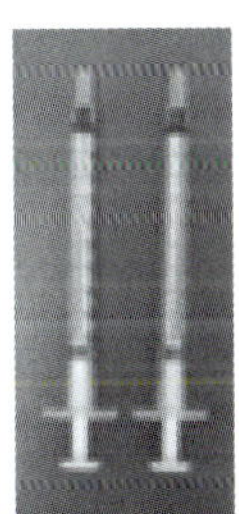

1 cc

5,000 U/1 cc
500 U/0.1 cc

마이아블록은 생리식염수로 희석할 수 있다.

보툴리눔 독소 주사를 위한 보조기술	
전기자극	• 특히 동적 근육이 과활성화돼서 반사를 유발시켰을 때만 EMG 활성도가 나타나는 경우에 사용한다. 서 있거나 걸을 때 엄지발가락이 위로 올라가거나 발가락이 꼬이는 증상이 나타날 수도 있다. 이러한 때에는, 휴식중에 EMG 활성을 유발시키기가 어렵기 때문에 근육의 위치를 알기 위해서 전기자극을 써야만 한다. • 전박의 작은 근육 그룹에 주사를 놓으면서 근처의 필요한 근육들이 약화되는 것을 막기 위해서도 사용할 수 있다. 강하게 수축돼서 전기자극을 줘도 사지의 움직임이 전혀 일어나지 못 할 때는 사용할 수 없다. • 운동점(근육의 작은 운동신경말단 부위로, 운동 종판(endplate) 근처일 때도 있다)의 위치를 알기 위해 사용하기도 한다[1]. 이 때는 근육을 완전히 이완시켜야 한다. 1mAmp나 그 이하의 자극에 의해 수축이 유발되는 근육 부위에 바늘을 넣는다.
바늘 EMG	• 먼저 관련 관절을 움직일 때 과활성화되는 근육을 손으로 더듬어 찾는다. • 다음은, 바늘을 넣고 가장 EMG 활성도가 크게 나오는 부위를 향해 바늘을 진행시키면서 운동 단위에서 부스럭 소리(crisp sound)가 나는 곳을 찾으면 가장 활성화된 근육단위 가까운 곳을 찾을 수 있다. 근육의 중앙부위에 바늘을 위치하는 것과 운동 종판(신경근육 연결부)이나 운동점에 위치시키는 것 사이에 분명한 효과의 차이를 나타내지는 않았다[1,2]. 대부분의 운동종판은 근육에서 가장 불룩한 부분에 위치할 것이다. • 관련 근육을 수동적으로 신장시키면 EMG 활성도가 증가하여 주사할 때 도움이 된다. EMG 활성도가 가장 크게 유발되고 부스럭 소리가 가장 크게 난 곳에 주사한다. • 바늘 EMG는 운동 종판을 찾을 때 사용할 수도 있다. 그러나 그렇게 하려면 환자가 근육을 완전히 이완시킬 수 있어야 한다. 종판의 특징은 다음과 같다: 10−40mV의 기저선에서 저전압의 상승이 나타나고, 단상(monophasic)의 스파이크 방전을 불규칙적으로 일으킬 때 환자가 심부통증을 호소한다[1].
오디오용 EMG	소리만 들리고 보이지는 않는 EMG다. 이것을 사용하면 주사자가 근육 운동단 위의 탈신경 전위의 소리를 놓칠 수 있다. 오디오용 EMG를 사용하기 전에 EMG 활성도(탈신경전위와 운동단위 활성도)에 대한 소리와 시각 정보 모두에 익숙해지도록 하는 것이 좋다. 그리고 메디케어는 시각과 소리가 모두 나오지 않으면 보험 적용을 하지 않을 수 있다.

참고문헌

1. Childers MD. The importance of electromyographic guidance and electrical stimulation for injection of botulinum toxin. Phys Med Rehabil Clin N Am 2003;14:781-92.
2. Satila H, lisalo T, Pietikainen T, et al. Botulinum toxin treatment of spastic equinus in cerebral palsy. Am J Phys Med Rehabil 2005;84:355-65.
3. Childers MK. Targeting the neuromuscular junction in skeletal muscles. Am J Phys Med Rehabil 2004;83(Suppl);S38-S44.

주사시 통증을 최소화할 수 있는 기술	
국소용	염화에틸이나 플루오로 메탄같은 증발재료(evaporant)를 뿌린다. 젤이나 피부패치의 형태로 되어 있는 리도카인/프리로카인같은 국소 마취제를 사용한다.
경구투약	opioid나 항불안제로 전투약 처치한다.
보존제 희석[1]	보툴리눔 독소 B형: 보존 식염수로 더 희석한다.
마취제 희석[2]	pH 5.6에서는 마이아블록 제제 주사시 국소 불쾌감을 일으킬 수 있다. 그러므로 보톡스 제제를 보존 식염수, 리도카인, 또는 부피바카인으로 희석시키는 것이 좋다.
신경 차단	116-118쪽 참조

참고문헌

1. van Laborde, S, Dover JS, Moore M, et al. Reduction in injection pain with botulinum toxin type B further diluted using saline with preservative: a double-blind, randomized controlled trial. J Am Acad Dermatol 2003;489(6):875-77.

2. Royal MA. The use of botulinum toxin in the management of myofascial pain and other conditions associated with painful muscle spasm. In:Brin MF, Jankovic J, Hallet M, eds. Scientific and Therapeutic Aspects of Botulinum Toxin. Philadelphia: Lippincott Williams&Wilkins, 2002.

희석		
BTX-A(보톡스)	BTX-B(마이아블록)*	
100U/1cc=100U/cc 100U/2cc=50U/cc 100U/4cc=25U/cc	희석하지 않은 제제 = 250U/0.05cc	
	2,500U+1cc NS = 83U/0.05cc	5,000U+1cc NS = 125U/0.05cc
	2,500U+2cc NS = 50U/0.05cc	5,000U+2cc NS = 83U/0.05cc

* 실제로는 각 바이알에 표시되어 있는 것보다 더 많은 양이 들어 있다. 그러므로 바이알에서 희석시키지 말고 원하는 양을 주사기에 담아 원하는 양만큼의 식염수를 추가한다.

보툴리눔 독소

주사요법 가이드

CHAPTER 1

머리와 목

- 편두통
- 얼굴 편측연축
- 눈꺼풀 연축
- 침흘림/타액분비
- 혀 근긴장이상
- 구강하악 근긴장이상
- 목 근긴장이상

편두통 1 주사용량			
	보톡스 (BTX-A) 단위[1,2]	마이아블록 (BTX-B) 단위[3]	근육당 주사 부위
눈살근(Procerus)	2.5-5.0/부위	50-100† (125-500)*	1
눈썹 안주름근 (Corrugator, medial)	2.5-4.0/부위	자료 부족	1
이마근(Frontalis)	2.5/부위 (4-6/쪽)	500-750 500-1,250[4,8]	8-12
관자근(Temporalis) (각 근육)	2.5-5/부위 (4/쪽)	특정 근육에 대한 자료 부족 참고문헌3 참조	4
후두근(Occipitalsis)	5-10/쪽		1
머리널판근 (Splenius capitis)	5-15/쪽		1-2
깨물근(Masseter)	5-15/쪽		1-2
어깨올림근 (Levator scapulae)	10-25/쪽[6,7]		
등세모근(Trapezius)	5-15/쪽	625-1,000/쪽[4,5,8]	1-3
반가시근(Semispinalis)	5-10/쪽	특정 근육에 대한 자료 부족	1
목빗근 (Sternocleidomastoid)	10-20/쪽		2
전체 용량	100-200	2,500-5,000	
희석	100U/2-4cc 1cc 주사기에 분배	희석, p.xxvii 참조	
바늘	30G, 0.5in		

안면에 주사할 때는 비대칭이 되는 것을 막기 위해 양쪽에 시행한다.

* 안면 편측 연축에 대한 자료

† 저자 추천 용량

3. 특정 근육에 대한 자료 부족. 각 부위에 대한 용량[3,4]:
   목 바깥근 625U/쪽
   목 척추옆근 500-650U/쪽
   후두근 500-625U/쪽
   관자근 250U/쪽

6,7. 유발점/압통점에 사용하는 용량[5,6]

주사 요령(5쪽 참조)

참고문헌(4쪽 참조)
안전정보(p.xx-xxii 참조)

관련된 근육

편두통 1

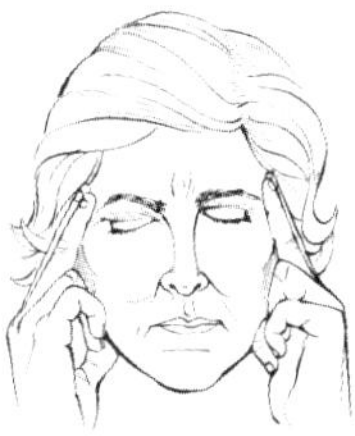

눈살근	눈썹수름근
이마근	관자근
후두근	머리널판근
깨물근	어깨올림근
등세모근	목빗근
목 척추옆근	

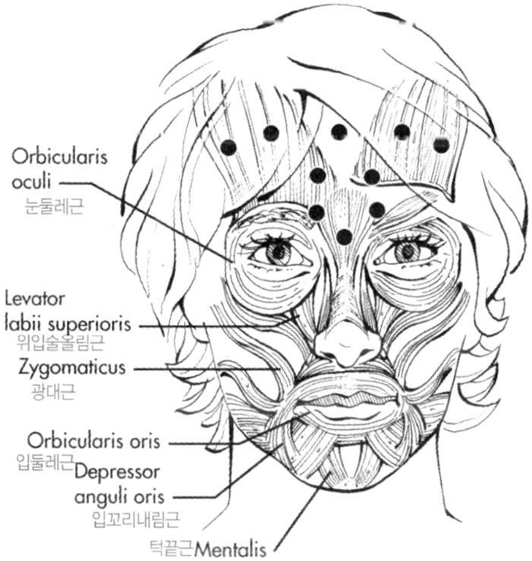

저자의 방법

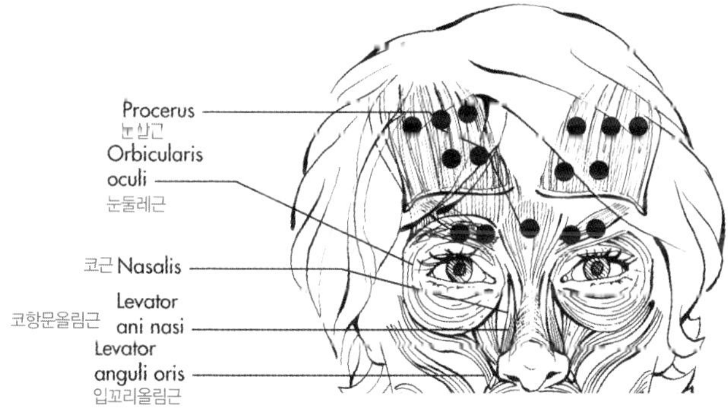

Blumenfeld 방법

참고문헌

1. Blumenfeld A, Binder W, Silberstein SD, Blitzer A, Procedures for administering botulinum toxin type A for migraine and tension-type headache. *Headache* 2003;43:884-91.

2. MDVU.MD Virtual University, We Move. BTX-A Adult Dosing Guidelines. Management of Spasticity with Botulinum Toxin Type A(Botox). Edition 2.0. Revised August 2005

3. Fadeyi MO, Adams QM. Use of botulinum toxin type b for migraine and tension headaches. *Am J Health-Syst Pharm* 2002;59:1860-62

4. Schulte-Mattler WJ, Martinez-Castillo JC. Botulinum toxin therapy of migraine and tension-type headache: comparing different botulinum toxin preparations. *Eur J Neurol* 2006;13(Suppl 1):51-54

5. Kamanli A, Kaya A, Ardicoglu O, et al. Comparison of lidocaine injection, botulinum toxin injection, and dry needling to trigger points in myofascial pain syndrome. *Rheumatol Int* 2005;25:604-11.

6. Graboski CL, Gray DS, Burnham RS. Botulinum toxin a versus bupivacaine trigger point injections for the treatment of myofascial pain syndrome: a randomized double blind crossover study. *Pain* 2005;118:170-75.

7. Lake AE III, Saper JR. Botulinum toxin type B for migraine prophylaxis: a 4-month, open-label, prospective outcome study. Poster presented at the 22nd Annual Scientific Meeting of the American Pain Society, March 20-23, 2003, Chicago, IL.

8. Mathew MT, Frishberg M, Gawel M, et al. Botox CDH study group. *Headache* 2005;45:293-307

주의사항	
멍	보이는 표면혈관에는 주사하지 않는다. 안면 주사시에는 환자를 바로 앉히거나 반쯤 기대게 하여 출혈과 멍을 최소화한다. 주사후에는 압박이나 얼음주머니를 대준다. 바늘의 각도는 약 45도로 한다.
주사 깊이	근육주사 한다. 피내주사, 뼈막주사는 효과가 떨어진다.
대칭 주사	안면 주사시 얼굴이 비대칭이 되는 것을 막기 위해 대칭으로 주사한다. 시술하기 전에 사진을 찍어둔다.
눈꺼풀 처짐	눈썹부위는 주사하지 않는다. 대략 눈썹 2cm 위에 주사한다. 눈꺼풀 올림근위에 주사하지 않는다(12-13쪽 참조).
혈관내 주사	주사전 주사기를 흡입함으로써 최소화 할 수 있고, 보이는 표면혈관과 뼈막내 주사를 피한다.
주사 요령	
통증을 따라	환자의 통증 부위와 압통점/유발점을 따라 주사함으로써 좀 더 개별화된 접근을 할 수 있다. 얼굴을 제외하고는 부위에 따라 용량에 변화를 줄 수 있다.
고정 부위	원하는 부위에 놓기 위해 일정하게, 대칭적으로 주사한다. 두피처럼 통증이 있는 곳은 포함되지 않지만, 이마근처럼 통증이나 유발점/압통점이 없는 곳은 사용할 수 있다. 아마도 환자가 계속해서 치료를 받을 것인가를 결정할 때는, 통증 완화보다 미용효과의 영향을 더 받게 될 것이다.
통합 접근	어떤 곳은 고정부위 접근법으로, 다른 곳은 통증을 따라 주사한다.

Blumenfeld 이후 개정

편두통 2 주사용량			
	보톡스 (BTX-A) 단위[1,2]	마이아블록 (BTX-B) 단위[3]	근육당 주사 부위
눈살근	2.5-5.0/부위	50-100† (125-500)*	1
눈썹 안주름근	2.5-4.0/부위	자료 부족	1
이마근	2.5/부위 (4-6/쪽)	500-750 500-1,250[4,8]	8-12
관자근(각 근육)	2.5-5/부위 (4/쪽)	특정 근육에 대한 자료 부족 참고문헌3 참조	4
후두근	5-10/쪽		1
머리널판근	5-15/쪽		1-2
깨물근	5-15/쪽		1-2
어깨올림근	10-25/쪽[6,7]		
등세모근	5-15/쪽	625-1,000/쪽[4,5,8]	1-3
반가시근	5-10/쪽	특정 근육에 대한 자료 부족	1
목빗근	10-20/쪽		2
전체 용량	100-200	2,500-5,000	
희석	100U/2-4cc 1cc 주사기에 분배	희석, p.xxvii 참조	
바늘	30G, 0.5in		

안면에 주사할 때는 비대칭이 되는 것을 막기 위해 양쪽에 시행한다.

* 안면 편측 연축에 대한 자료

† 저자 추천 용량

3. 특정 근육에 대한 자료 부족. 각 부위에 대한 용량[4,5]:
    목 바깥근 625U/쪽
    목 척추옆근 500-650U/쪽
    후두근 500-625U/쪽
    관자근 250U/쪽

6,7. 유발점/압통점에 사용하는 용량[6,7]

주사 요령(5쪽 참조)

참고문헌(4쪽 참조)
안전정보(p.xx-xxii 참조)

관련된 근육

눈살근
이마근
후두근
깨물근
목빗근
등세모근
눈썹주름근
관자근
머리널판근
어깨올림근
반가시근
목 척추옆근

편두통 2

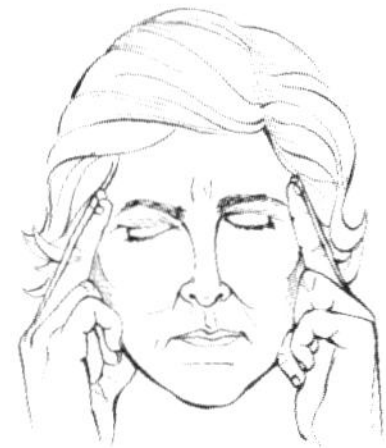

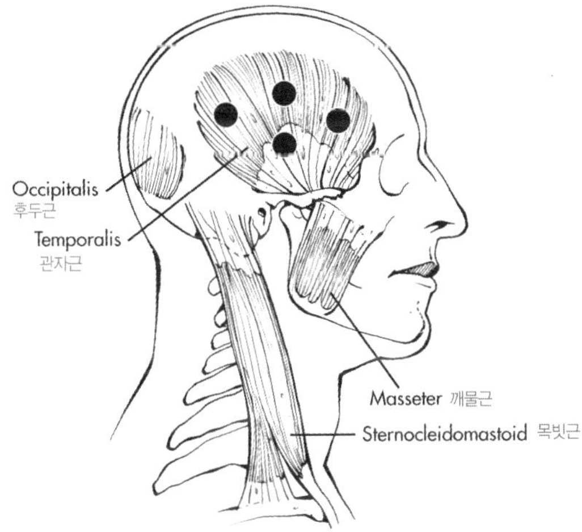

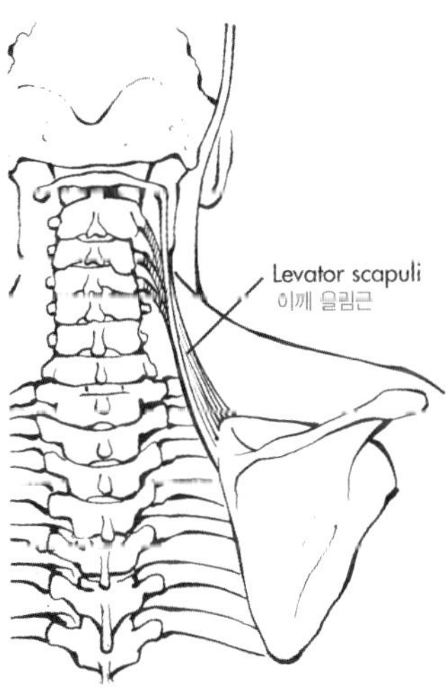

편두통 3 주사용량			
	보톡스 (BTX-A) 단위[1,2]	마이아블록 (BTX-B) 단위[3]	근육당 주사 부위
눈살근	2.5-5.0/부위	50-100† (125-500)*	1
눈썹 안주름근	2.5-4.0/부위	자료 부족	1
이마근	2.5/부위 (4-6/쪽)	500-750 500-1,250[4,8]	8-12
관자근(각 근육)	2.5-5/부위 (4/쪽)	특정 근육에 대한 자료 부족 참고문헌3 참조	4
후두근	5-10/쪽		1
머리널판근	5-15/쪽		1-2
깨물근	5-15/쪽		1-2
어깨올림근	10-25/쪽[6,7]		
등세모근	5-15/쪽	625-1,000/쪽[4,5,8]	1-3
반가시근	5-10/쪽	특정 근육에 대한 자료 부족	1
목빗근	10-20/쪽		1-3
전체 용량	100-200	2,500-5,000	
희석	100U/2-4cc 1cc 주사기에 분배	희석, p.xxvii 참조	
바늘	30G, 0.5in		

안면에 주사할 때는 비대칭이 되는 것을 막기 위해 양쪽에 시행한다.

* 안면 편측 연축에 대한 자료

† 저자 추천 용량

3. 특정 근육에 대한 자료 부족. 각 부위에 대한 용량[4,5]:
    목 바깥근 625U/쪽
    목 척추옆근 500-650U/쪽
    후두근 500-625U/쪽
    관자근 250U/쪽

6,7. 유발점/압통점에 사용하는 용량[6,7]

주사 요령(5쪽 참조)

참고문헌(4쪽 참조)
안전정보(p.xx-xxii 참조)

관련된 근육

편두통 3

눈살근	눈썹주름근
이마근	관자근
후두근	깨물근
목빗근	어깨올림근
반가시근	등세모근
목 척추옆근	

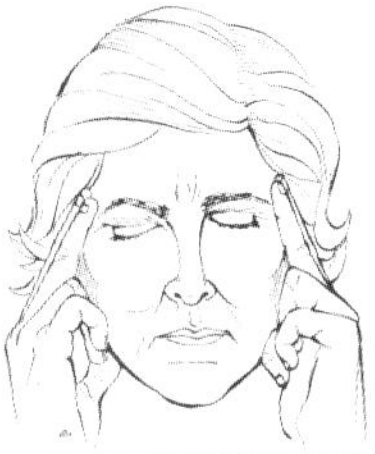

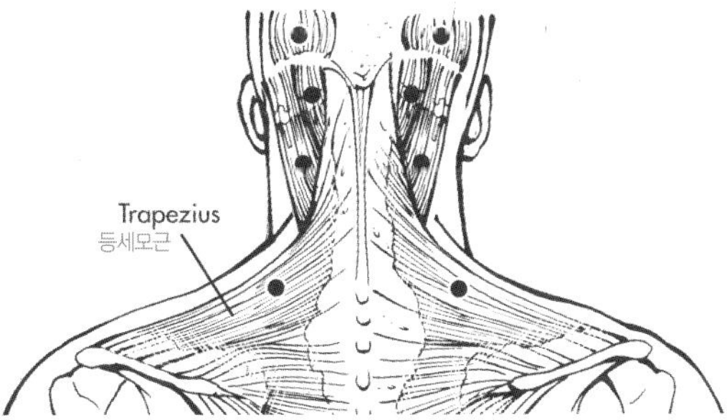

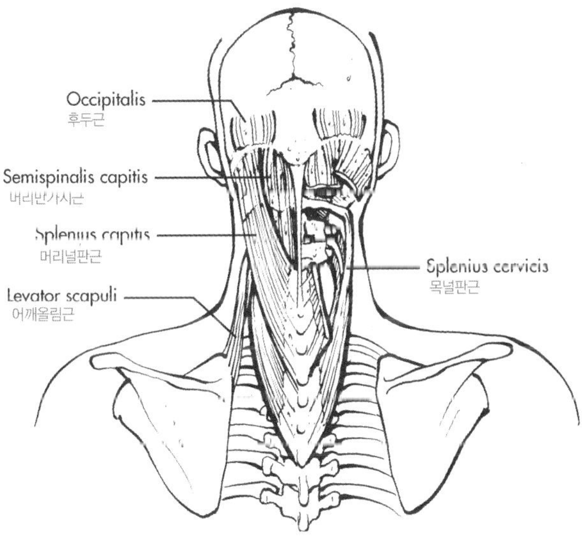

얼굴 편측연축 주사용량			
	보톡스 (BTX-A) 단위[1]	마이아블록 (BTX-B) 단위[2]	근육당 주사 부위
눈살근(Procerus)	2.5-5 (2.5-7)*	125-500	1
눈둘레근(Orbicularis oculi)	5 (1-2.5)*	250-1,000	3-5/쪽
코근(Nasalis)		125-250	1/쪽
윗입술올림근 (Levator labii superioris)	2 (1.75-5)	125-250	1/쪽
입꼬리올림근 (Levator anguli oris)		125-250	1/쪽
큰광대근(Zygomaticus major)	2 (1.75-12.5)	125-500	1-2/쪽
입둘레근(Orbicularis oris)	2 (1.75-7.5)	75-250	1-4
입꼬리당김근(Risorius)	2.5 (1-5)*	125-250	1/쪽
입꼬리내림근 (Depressor anguli oris)	2 (2.5-6)	125-250	1/쪽
아랫입술내림근 (Depressor labii inferioris)		125-250	1/쪽
턱끝근(Mentalis)		125-250	1/쪽
눈썹주름근(Corrugator)	5 (3-7.75)*	125-750	1/쪽
넓은목근(Platysma)	10 (5.0-20)	500-2,500	2-4/쪽
전체 용량		750-5,000	
희석	100U/2-4cc 1cc 주사기에 분배	희석, p.xxvii 참조	
바늘	30G, 0.5in		

*용량은 눈꺼풀연축 표[1] 참조

주의사항 자세한 내용은 편두통(5쪽) 아래 참조	
멍	보이는 표면 혈관에 주사하지 않는다. 안면 주사시에는 환자를 바로 앉히거나 반쯤 기대게 하여 출혈과 멍을 최소화한다. 주사후에는 압박이나 얼음주머니를 대준다. 출혈을 최소화하기 위해 바늘의 각도는 약 45도로 한다.
눈꺼풀 처짐	눈꺼풀 올림근위에 주사하지 않는다(12-13쪽 참조).

참고문헌

1. MDVU. MD Virtual University, We Move. Adult Dosing Guidelines. Management of Dystonia with Botulinum Toxin Type A(Botox). Edition 2.0. Revised August 2005.
2. MDVU. MD Virtual University, We Move. BTX-A Adult Dosing Guidelines. Edition 1.0. Botulinum Toxin Type B(Myobloc). At http://www.mdvu.org/library/dosingtables/btxb_adg.html.Updated 1.28.05.Accessed 11.30.06.Updated 1.28.05.Accessed 11.30.06.

관련된 근육

눈살근	눈둘레근
코근	코항문올림근
입꼬리올림근	큰광대근
입둘레근	볼근
입꼬리당김근	입꼬리내림근
아랫입술내림근	턱끝근

얼굴 편측연축

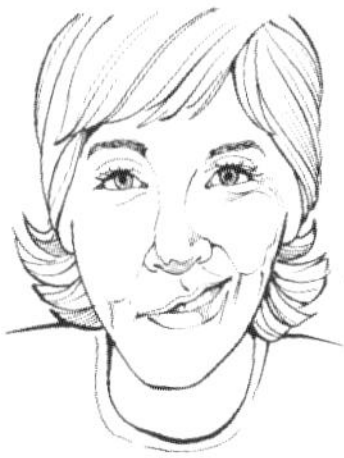

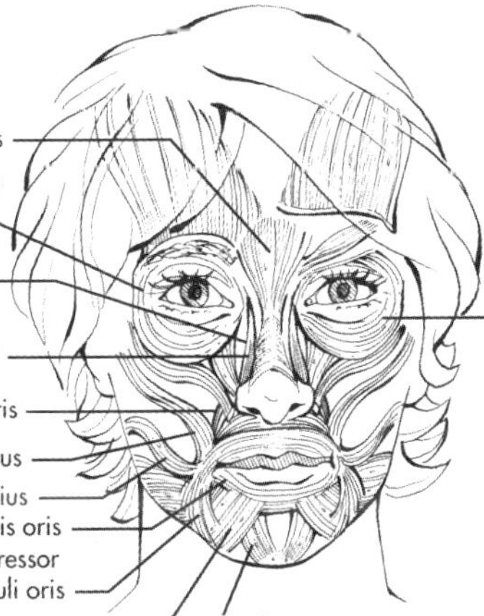

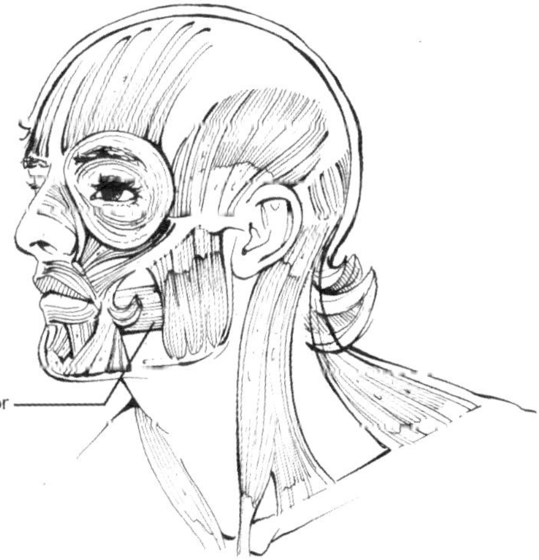

눈꺼풀연축 주사용량			
	보톡스 (BTX-A) 단위[1]	마이아블록 (BTX-B) 단위[2]	근육당 주사 부위
입둘레근(Orbicularis oculi) 눈꺼풀판앞섬유(Pretarsal fibers)	5 1-2.5/부위	250-1,000	2-5
눈살근(Procerus)	2.5-5 2.5-7/부위	250-500	1/쪽
이마근(Frontalis)	10 2.5-7.5/부위	500-750† 500-1,250*	2/쪽
눈썹주름근(Corrugator)	5 3-7.5/부위	250-750	1/쪽
전체 용량	12.5-15	750-2,500U/쪽	
희석	100U/2-4cc 1cc 주사기에 분배	희석, p.xxvii 참조	
바늘	30G, 0.5in		

*용량은 편두통 표[1]

†저자 추천 용량

주사 요령	
추가 정보는 편두통(5쪽) 참조	• 주사 부위는 근육의 활동에 따라 달라질 수 있다. • 눈둘레근 주사시 눈꺼풀처짐을 막기 위해 눈꺼풀올림근 안쪽과 바깥쪽에 놓는다. • 아랫눈꺼풀이 속으로 말리거나 처지는 것을막기 위해 아랫눈꺼풀 가운데에는 주사하지 않는다[3]. • 아랫눈꺼풀 내측으로 너무 깊이 주사하면 아래빗근(inferior oblique muscle)으로 확산되어 복시가 생길 수 있다[4].

참고문헌

1 MDVU. MD Virtual University. Adult Dosing Guidelines. Management of Dystonia with Botulinum Toxin Type A(Botox). Edition 2.0. Revised August 2005.

2. MDVU. MD Virtual University. BTX-B Adult Dosing Guidelines. Edition 1.0. Botulinum Toxin Type B(Myobloc). At http://www.mdvu.org/library/dosingtables/btxb_adg.html.Updated 1.28.05.Accessed 11.30.06.

3. Bhidayasiri R, Cardoso F, Truong DD. Botulinum toxin in blepharospasm and oromandibular dystonia:comparing different botulinum toxin preparations. Eur J Neurol 2006;13(Suppl 1):21-29.

4. Campos EC, Bolzani R, Schiavi C, et al. Effect of injection sites of botulinum toxin for blepharospasm treatment: statistical analysis. Neuro-ophthalmol 1999;22:17-23

관련된 근육

입둘레근
눈살근
이마근
눈썹주름근

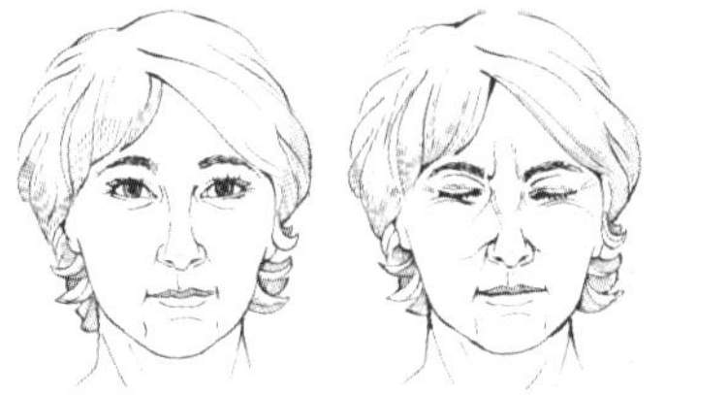

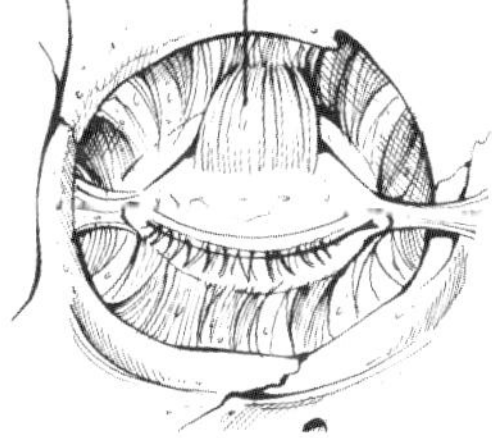

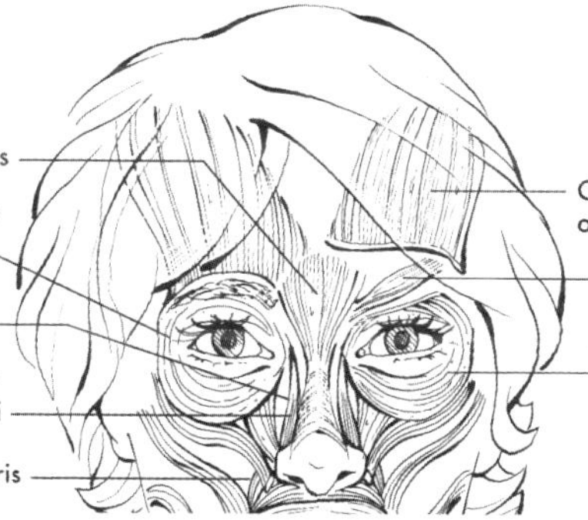

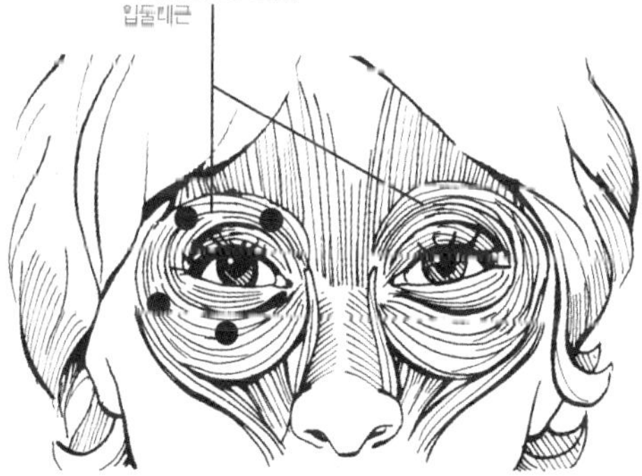

침흘림/타액분비 주사용량			
	보톡스 (BTX-A) 단위[1]	마이아블록 (BTX-B) 단위[2]	침샘당 주사 부위
귀밑샘	15-40/침샘	500-1,000/침샘* 1,000/침샘	2
턱밑샘 ± 초음파유도	10-15/침샘	250/침샘	1
희석	100U/1-2cc 1cc 주사기에 분배	희석, p.xxvii 참조	
바늘	30G, 0.5in		

주사 요령	
귀밑샘	촉지되는 깨물근 뒤와 외이 앞[2]
턱밑샘	아래턱 무릎(genu)의 앞과 안쪽[2]

* 저자 추천 용량

참고문헌

1. Porta M, Gamba M, Bertacchi G, Vaj P. Treatment of sialorrhea with ultrasound guided botulinum toxin type A injection in patients with neurological disorder. J Neurol Neurosurg Psychiatry 2001;70:538-40.
2. Ondo WG, Hunter C, Moore W. A double-blind placebo-controlled trial of botulinum toxin B for sialorrhea in Parkinson' s disease. Neurology 2004;62:37-40.

침흘림 척도는 155-157쪽 참조

관련된 샘

귀밑샘
턱밑샘
혀밑샘

침흘림/타액분비

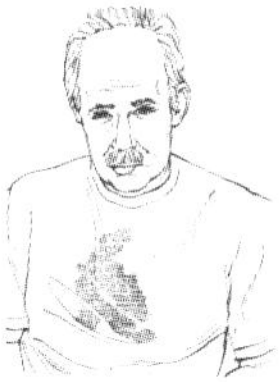

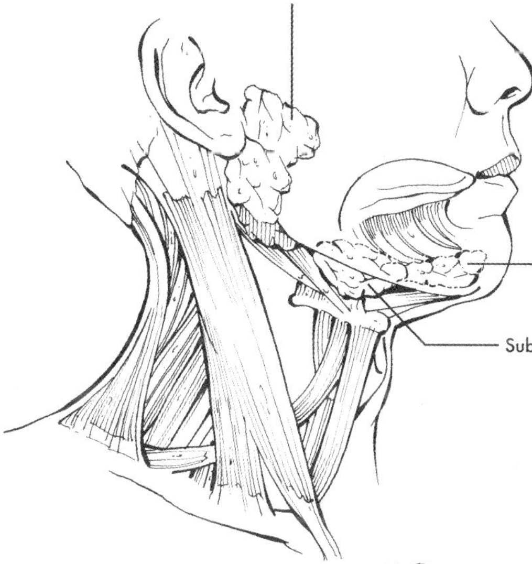

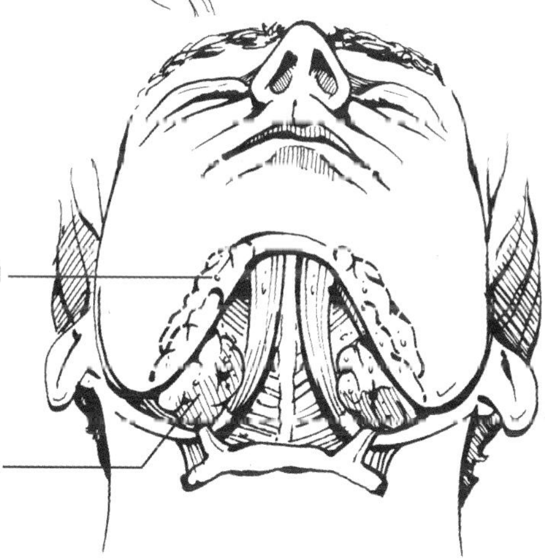

혀 근긴장이상 주사용량			
	보톡스 (BTX-A) 단위[1,2]	마이아블록 (BTX-B) 단위	근육당 주사 부위
턱끝혀근(Genioglossus)	10-30[1,2]	500-1,000[4]	1-2/쪽
설하근(Hypoglossus)	10-30	자료 부족*	1
전체 용량	10-30		
희석	100U/1-2cc 1cc 주사기에 분배	희석, p.xxvii 참조	
EMG 바늘	27-25G, 1in		

* 자료가 충분하지 않아 용량을 추천하기 어려움

주사 요령	
구강내 접근법	턱끝혀근. 27G, 1 in 바늘을 사용하여 혀끝(base) 두 곳에 15-20U/쪽 주사.[3] 내재근. 30G, 1/2 in 바늘을 사용하여 혀의 바깥쪽 가운데 두 곳에 15-20U/쪽 주사.[3]
턱밑 접근법	턱끝혀근. 27-25G EMG 바늘을 사용하여 턱밑 피부를 통해 양쪽으로 두 곳에 5-15U/쪽 주사.

기타	
부작용	삼킴곤란, 말더듬
혀 내밈	턱끝혀근의 후방섬유[5] 작용 때문
혀 당김	턱끝혀근의 전방섬유[5] 작용 때문

참고문헌

1 Charles PD, Davis T, Shannon KM, Hook MA, Warner JS. Tongue protrusion dystonia: treatment with botulinum toxin. 1997;90:522-25.

2. MDVU. MD Virtual University, We Move. Adult Dosing Guidelines. Management of Dystonia with Botulinum Toxin Type A(Botox). Edition 2.0. Revised August 2005

3. Clark TG. The management of oromandibular motor disorders and facial spasms with injections of botulinum toxin. Phys Med Rehabil Clin N Am 2003;14:727-48

4. MDVU. MD Virtual Universitye. BTX-B Adult Dosing Guidelines. Edition 1.0 Botulinum Toxin Type B(Myobloc). At http://www.mdvu.org/library/dosingtables/btxb_adg.html.Updated 1.28.05.Accessed 11.30.06

5. Bhidayasiri R, Cardoso F, Truong DD. Botulinum toxin in blepharospasm and oromandibular dystonia: comparing different botulinum toxin preparations. Eur J Neurol 2006;13(Suppl 1):21-29

관련된 근육

딕끝혀근

혀 근긴장이상

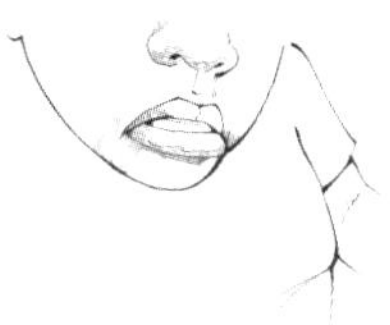

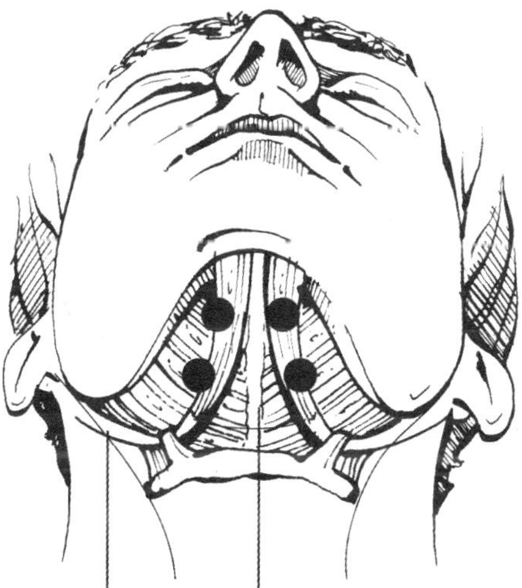

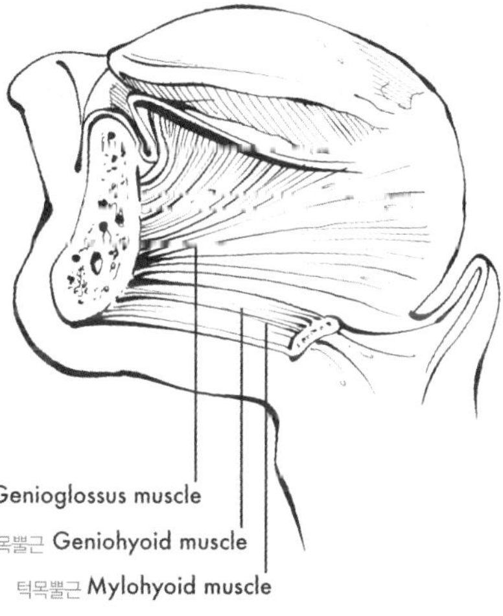

구강하악 근긴장이상 주사용량			
	보톡스 (BTX-A) 단위[2]	마이아블록 (BTX-B) 단위[3]	근육당 주사 부위
깨물근(Masseter)	40/쪽 (25-100)	1,000-3,000	2/쪽
관자근(Temporalis)	40/쪽 (20-60)	500-1,500† 1,000-3,000	2-4/쪽
입둘레근(Orbicularis oris)	15-20*[4]/쪽	250-500	2-4/쪽
앞측 두힘살근(Anterior digastric), 턱끝목뿔근(Geniohyoid) 턱목뿔근(Mylohyoid)	10(10-200)	250-750	1/쪽
내측 날개근(Medial pterygoid)	15(15-50)	1,000-3,000	1/쪽
외측 날개근(Lateral pterygoid)	40(20-100)	1,000-3,000	1/쪽
전체 용량		1,250-5,000U/쪽	
희석	100U/1-2cc 1cc 주사기에 분배	희석, p.xxvii 참조	
EMG 바늘	30G, 0.5in - 27G, 37mm		

* 아랫 입술 아래쪽 네 부위에 주사하고, 이러한 접근이 완벽하지 않을 때만 윗입술에 주사한다[4].

† 저자 추천 용량. 양쪽 저작근의 여러 부위에 주사할 때는 용량을 줄일 수 있다.

주사 요령	
내측 날개근	구강내 또는 아래쪽 접근법이 있다.[1] 아래쪽 접근 : 아래턱의 안쪽을 따라 아래턱 모서리 0.5~1cm 앞쪽에서 아래턱에 수직으로 바늘을 넣으면서, 환자에게는 이를 악물게 하여 EMG로 확인한다. 구강내 접근 : 아래 어금니 뒤쪽에 주사한다. 얼굴동맥이 앞으로 지나간다. 손가락을 다치지 않도록 옆에 재갈을 물릴 수 있다.
외측 날개근	대략 외이도에서 35mm, 광대활(zygomatic arch) 아래쪽에서 10mm 지점을 입구로 잡는다.[1] EMG 바늘은 약 15도 정도 기울여 외측 날개근의 아래 머리(inferior head)에 이르도록 한다.

기타	
입 열기	외측 날개근이 주로 작용한다.
입 닫기	깨물근, 내측 날개근, 관자근이 주로 작용한다.
부작용	입천장 근육이 약해지면 과다콧소리가 나타날 수 있으며, 특히 외측 날개근 주사시에 나타날 수 있다.

관련된 근육 | | **구강하악 근긴장이상**

깨물근	관자근
입둘레근	내측 날개근
외측 날개근	두힘살근
턱끝목뿔근	턱목뿔근

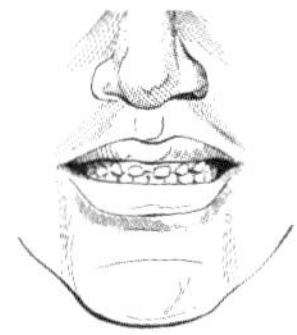

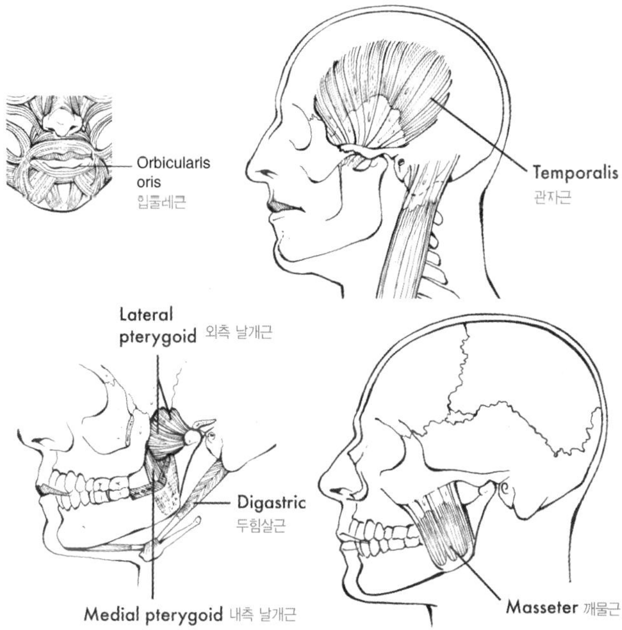

앞측 두힘살근, 턱끝목뿔근, 턱목뿔근은 이전 그림을 참조한다.

참고문헌

1. Bhldayasiri R, Cardoso F, Truong DD. Botulinum toxin in blepharospasm and oromandibular dystonia: comparing different botulinum toxin preparations. Eur J Neurol 2006; 13(Suppl 1):21-29.
2. MDVU. MD Virtual University, We Move. Adult Dosing Guidelines. Management of Dystonia with Botulinum Toxin Type A(Botox). Edition 2.0. Revised August 2005
3. MDVU. MD Virtual University. BTX A Adult Dosing Guidelines. Edition 1.0, Botulinum Toxin Type B(Myobloc). At http://www.mdvu.org/library/dosingtables/btxb_adg.html. Updated 1.28.05. Accessed 11.30.06.
4. Clark GT. The management of oromandibular motor disorders and facial spasms with injections of botulinum toxin. Phys Med Rehabil Clin N Am 2003;14:727-48.

목 근긴장이상-사경 1 주사용량			
	보톡스 (BTX-A) 단위[1,2]	마이아블록 (BTX-B) 단위[3]	근육당 주사 부위
머리널판근 (Splenius capitis)	75 (50-150)	1,000-5,000	2-4
목널판근 (Splenius cervicis)	30 (20-60)	자료 부족	2
아래빗긴머리근 (inferioroblique longus capitis)	30[4]	자료 부족	
목빗근(Sternocleidomastoid) - 반대측	50 (15-75)	1,000-3,000	1-4
어깨올림근(Levator scapula)	50 (25-100)	1,000-4,000	1-3
목 근긴장이상 (Cervical dystonia)		5,000-10,000	
희석	100U/2-4cc 1cc 주사기에 분배	희석, p.xxvii 참조	
EMG 바늘	27G, 37mm		

주사 요령	
머리널판근	후방 접근: C5 가시돌기(spinous process)에서 한 손가락만큼 바깥쪽에서 주사한다.
목널판근	후방 접근: T1 가시돌기에서 한 두 개 손가락만큼 바깥쪽에서 주사한다.
아래빗긴머리근	외측 접근: C2 가시돌기 위쪽의 꼭지돌기(mastoid process)의 끝에서 두 세 개의 손가락 넓이만큼 아래에서 주사한다. 척추동맥과 표재성 뒤통수신경(superficial occipital nerve)을 조심한다. 큰 뒤통수신경은 아래빗머리근 뒤에 있다. 후방 접근: C2 가시돌기에서 한 손가락보다 작게 바깥쪽에서 주사한다. 아래빗긴머리근 앞쪽에 있는 C1-C2의 척추사이 공간을 조심한다.

목 주사는 연하곤란의 위험을 가져올 수 있다.

참고문헌

1. MDVU. MD Virtual University, We Move. Adult Dosing Guidelines. Management of Dystonia with Botulinum Toxin Type A(Botox). Edition 2.0. Revised August 2005
2. Clinical experience helps you determine the lowest effective dose. BTX 0104. Irvine CA: Allergan Inc., 2002.
3. MDVU. MD Virtual University. BTX-B Adult Dosing Guidelines. Edition 1.0, Botulinum Toxin Type B(Myobloc). At http://www.mdvu.org/library/dosingtables/btxb_adg.html. Updated 1.28.05. Accessed 11.30.06.
4. Walker FO. Botulinum toxin therapy for cervical dystonia. Phys Med Rehabil Clin N Am 2003;14:749-66.

관련된 근육

동측 머리널판근
목널판근
아래빗긴머리근
어깨올림근
반대측 목빗근

목 근긴장이상-사경 1

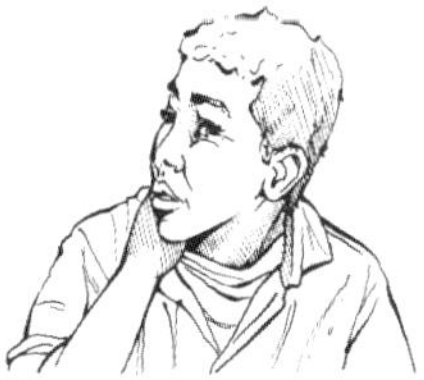

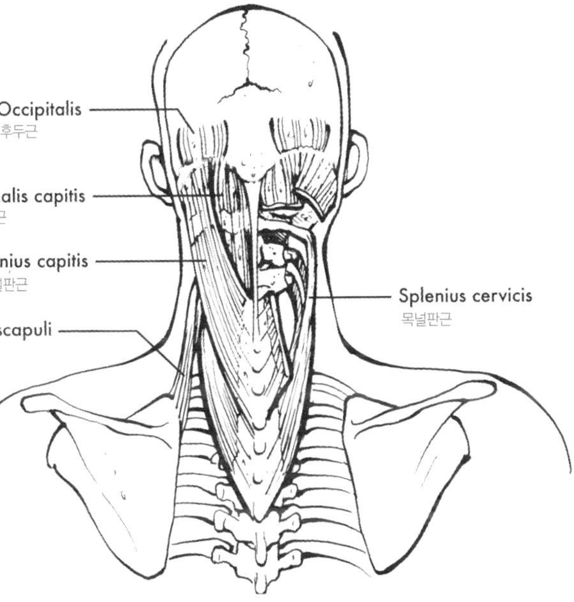

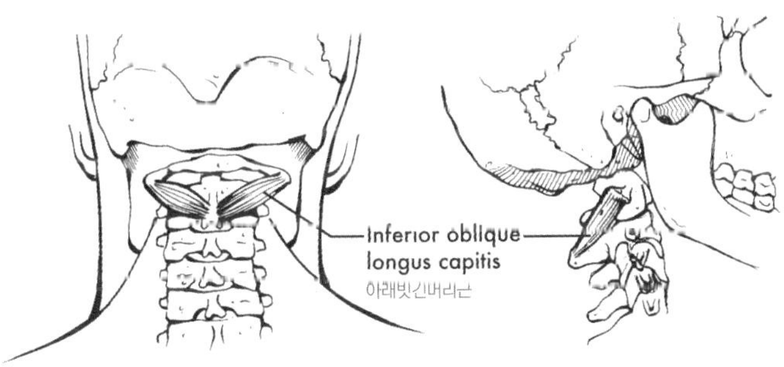

목 근긴장이상-사경 2 주사용량			
	보톡스 (BTX-A) 단위[1,2]	마이아블록 (BTX-B) 단위[3]	근육당 주사 부위
머리널판근(동측)	75 (50-150)	1,000-5,000	2-4
목널판근	30 (20-60)	자료 부족	2
아래빗긴머리근	30[4]	자료 부족	
목빗근(반대측)	50 (15-75)	1,000-3,000	1-4
어깨올림근	50 (25-100)	1,000-4,000	1-3
목 근긴장이상		5,000-10,000	
희석	100U/2-4cc 1cc 주사기에 분배	희석, p.xxvii 참조	
EMG 바늘	27G, 37mm		

주사 요령	
목빗근(반대측)	근육의 중간부위는 턱의 각(angle) 바로 수직 아래에 있다.
어깨 올림근	외측 접근: 갑상선 연골 높이에서 등세모근의 한 손가락 앞, 붓돌기(styoloid process) 수직선의 한 손가락 뒤에서 주사한다. 후방 접근: C6 가시돌기에서 대략 세 손가락 바깥에서 주사한다.

목주사는 연하곤란의 위험을 가져올 수 있다.

참고문헌

1. MDVU. MD Virtual University, We Move. Adult Dosing Guidelines. Management of Dystonia with Botulinum Toxin Type A(Botox). Edition 2.0. Revised August 2005
2. Clinical experience helps you determine the lowest effective dose. BTX 0104. Irvine CA: Allergan Inc., 2002.
3. MDVU. MD Virtual University. BTX-B Adult Dosing Guidelines. Edition 1.0, Botulinum Toxin Type B(Myobloc). At http://www.mdvu.org/library/dosingtables/btxb_adg.html. Updated 1.28.05. Accessed 11.30.06.
4. Walker FO. Botulinum toxin therapy for cervical dystonia. Phys Med Rehabil Clin N Am 2003;14:749-66.

관련된 근육

동측 머리널판근
목널판근
아래빗긴머리근
어깨올림근
반대측 목빗근

목 근긴장이상-사경 2

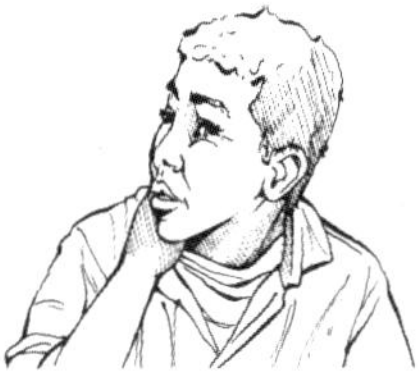

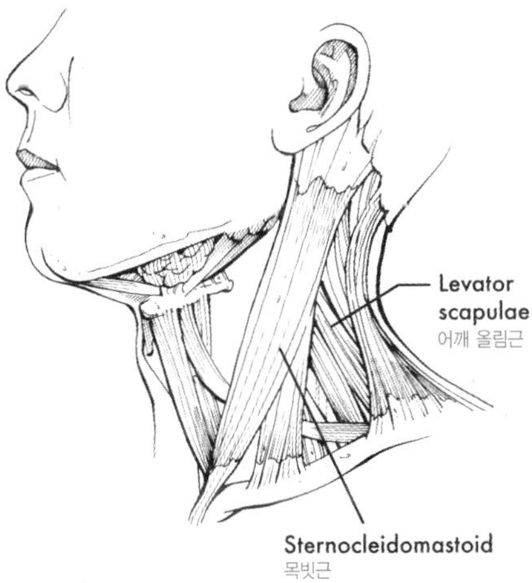

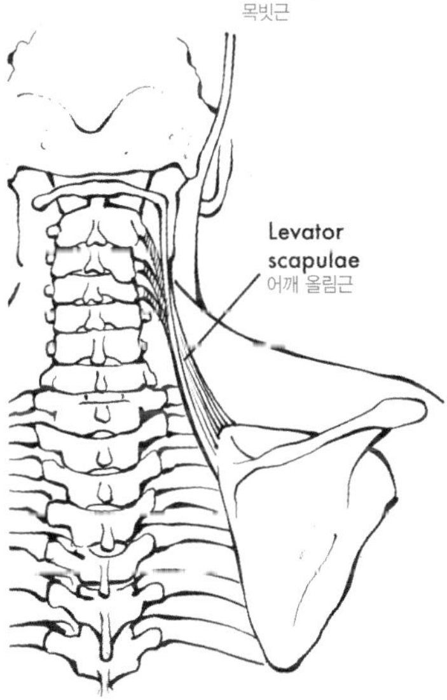

목 근긴장이상-목후굴(retrocollis) 주사용량			
	보톡스 (BTX-A) 단위[1,2]	마이아블록 (BTX-B) 단위[3]	근육당 주사 부위
머리널판근 (양측)	75 50-150/쪽	1,000-5,000	2-4
머리반가시근	75 50-150	1,000-5,000	1-4
최장근(longissimus)	75 50-150	1,000-5,000	1-4
희석	100U/2-4cc 1cc 주사기에 분배	희석, p.xxvii 참조	
EMG 바늘	27G, 37mm		

목후굴은 머리가 기울어지는 것을 막기 위해 양측으로 주사한다.
저자 추천용량은 양측으로 저용량 주사하는 것이다.

주사 요령	
머리널판근-양측	후방접근: C5 가시돌기에서 한 손가락 바깥쪽에서 접근한다.
머리반가시근	C3 가시돌기에서 한 손가락 바깥쪽에서 접근한다.
최장근	C7 가시돌기에서 두 손가락 바깥쪽에서 접근한다.

목주사는 연하곤란의 위험을 가져올 수 있다.

참고문헌

1. MDVU. MD Virtual University, We Move. Adult Dosing Guidelines. Management of Dystonia with Botulinum Toxin Type A(Botox). Edition 2.0. Revised August 2005
2. Clinical experience helps you determine the lowest effective dose. BTX 0104. Irvine CA: Allergan Inc., 2002.
3. MDVU. MD Virtual University. BTX-B Adult Dosing Guidelines. Edition 1.0, Botulinum Toxin Type B(Myobloc). At http://www.mdvu.org/library/dosingtables/btxb_adg.html. Updated 1.28.05. Accessed 11.30.06.

관련된 근육

머리널판근
머리반가시근
최장근

목 근긴장이상-목후굴

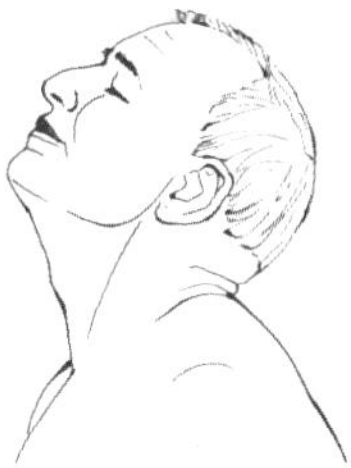

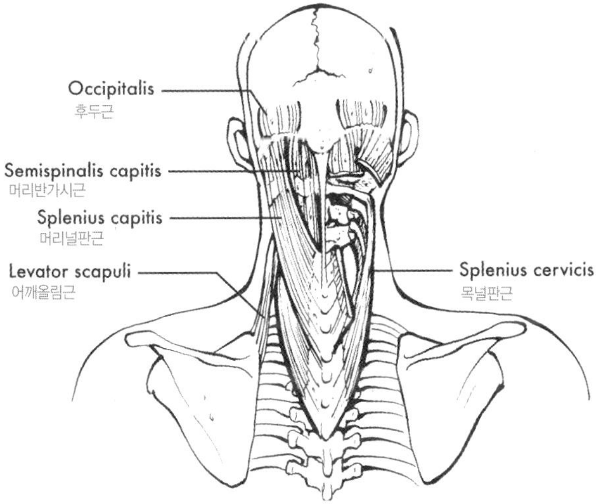

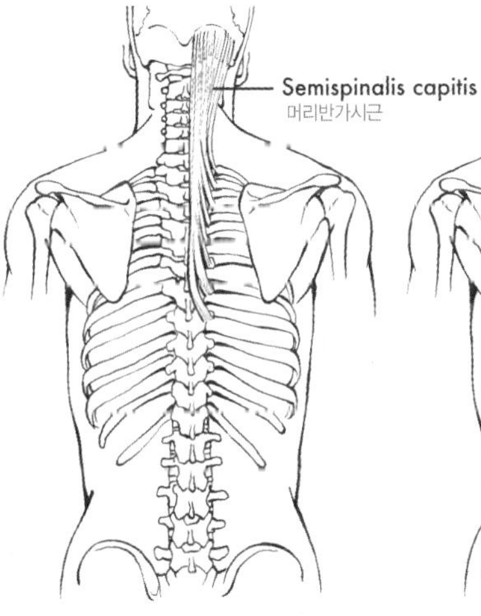

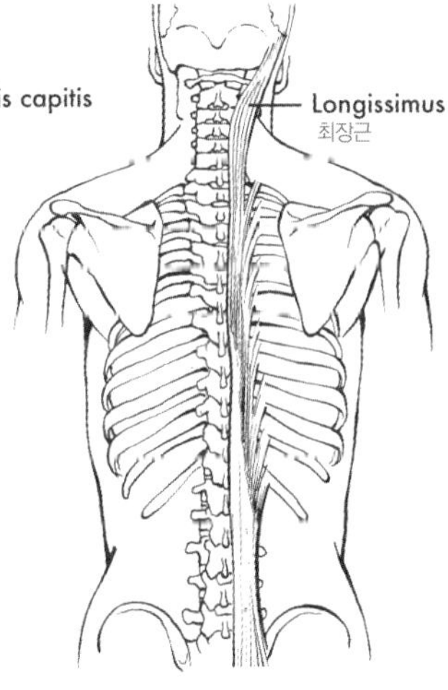

목 근긴장이상-목외굴(laterocollis) 주사용량			
	보톡스 (BTX-A) 단위[1,2]	마이아블록 (BTX-B) 단위[3]	근육당 주사 부위
머리널판근	75 50-150	1,000-5,000	2-4
총목갈비근 (scalene complex)-동측	35 15-50	1,000-3,000	1-3
어깨올림근	50 25-100	1,000-4,000	1-3
최장근	75 50-150	1,000-5,000	1-4
희석	100U/2cc 1cc 주사기에 분배	희석, p.xxvii 참조	
EMG 바늘	27G, 37mm		

주사 요령	
머리널판근	후방접근: C5 가시돌기에서 한 손가락 바깥쪽에서 주사한다.
총목갈비근-동측	횡경막신경이 앞목갈비근의 앞 가쪽에 놓여있기 때문에 주사자는 해부학적 구조를 잘 알아야 한다. 외측 접근: 빗장뼈에서 대략 두 손가락 위쪽에서 주사한다. 앞목갈비근은 목빗근의 빗장뼈머리 바로 뒤쪽에 있다. 바늘을 천천히 넣고 조금이라도 통증이 방사되면 제거한다. 뒤목갈비근은 등세모근의 앞경계 바로 앞쪽에 있다. 초음파나 투시검사(fluoroscopy)를 사용하면 효과적이다.
어깨올림근	외측 접근: 빗장뼈와 꼭지돌기 중간, 그리고 등세모근 바로 앞에서 주사한다. 후방 접근: C7 가시돌기에서 대략 세 손가락 바깥에서 주사한다.
최장근	C7 가시돌기에서 두 손가락 바깥에서 주사한다.

목 주사는 연하곤란의 위험을 가져올 수 있다.

참고문헌

1. MDVU. MD Virtual University, We Move. Adult Dosing Guidelines. Management of Dystonia with Botulinum Toxin Type A(Botox). Edition 2.0. Revised August 2005
2. Clinical experience helps you determine the lowest effective dose. BTX 0104. Irvine CA: Allergan Inc., 2002.
3. MDVU. MD Virtual University. BTX-B Adult Dosing Guidelines. Edition 1.0, Botulinum Toxin Type B(Myobloc). At http://www.mdvu.org/library/dosingtables/btxb_adg.html. Updated 1.28.05. Accessed 11.30.06.

관련된 근육

머리널판근
총목갈비근
어깨올림근
최장근

목 근긴장이상-목외굴

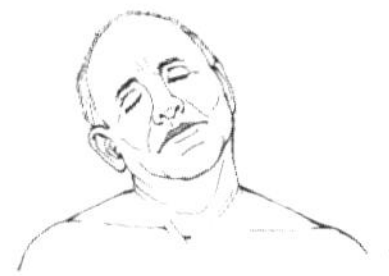

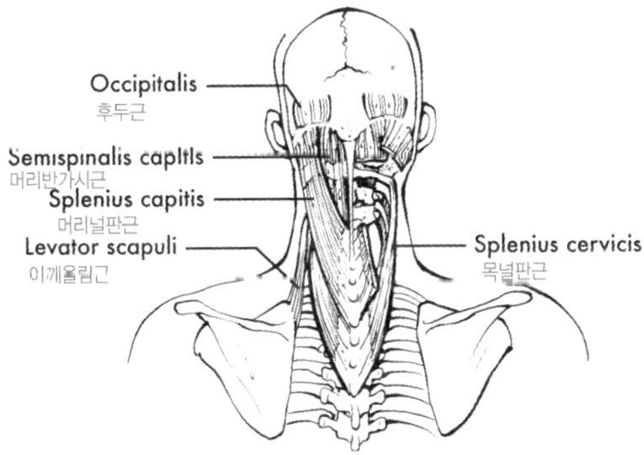

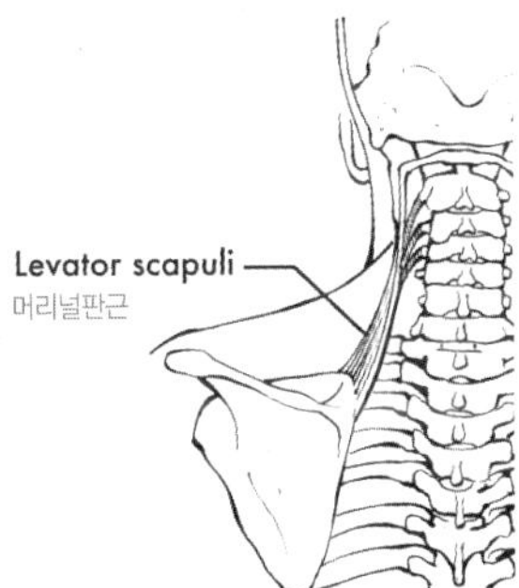

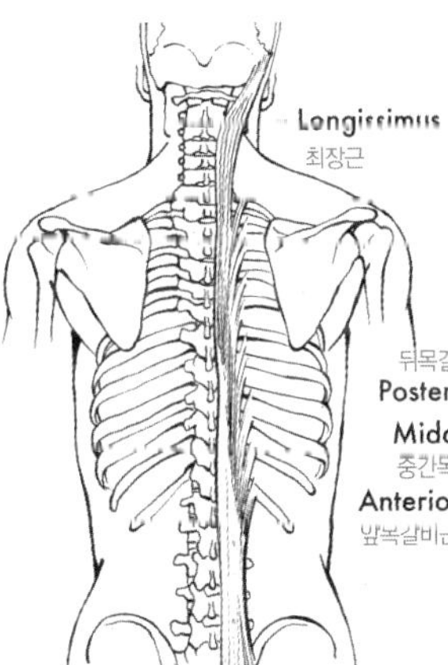

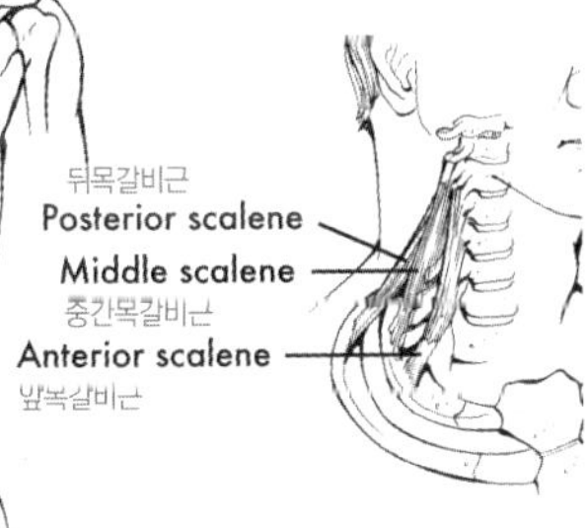

목 근긴장이상-목전굴(anterocollis) 주사용량			
	보톡스 (BTX-A) 단위[1,2]	마이아블록 (BTX-B) 단위[3]	근육당 주사 부위
목빗근(양측)	50 15-75	1,000-3,000	1-2
희석	100U/2cc 1cc 주사기에 분배	희석, p.xxvii 참조	
EMG 바늘	27G, 37mm		

양측 목빗근에 모두 주사할 때는 용량을 절반으로 줄여야 한다.

주사 요령	
목빗근	근육의 중간부위는 턱의 각(angle) 바로 수직 아래에 있다.

목 주사는 연하곤란의 위험을 가져올 수 있다.

참고문헌

1. MDVU. MD Virtual University, We Move. Adult Dosing Guidelines. Management of Dystonia with Botulinum Toxin Type A(Botox). Edition 2.0. Revised August 2005
2. Clinical experience helps you determine the lowest effective dose. BTX 0104. Irvine CA: Allergan Inc., 2002.
3. MDVU. MD Virtual University. BTX-B Adult Dosing Guidelines. Edition 1.0, Botulinum Toxin Type B(Myobloc). At http://www.mdvu.org/library/dosingtables/btxb_adg.html. Updated 1.28.05. Accessed 11.30.06.

관련된 근육

양측 목빗근

목 근긴장이상-목전굴

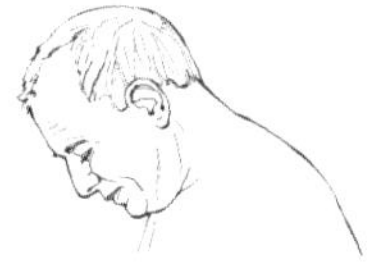

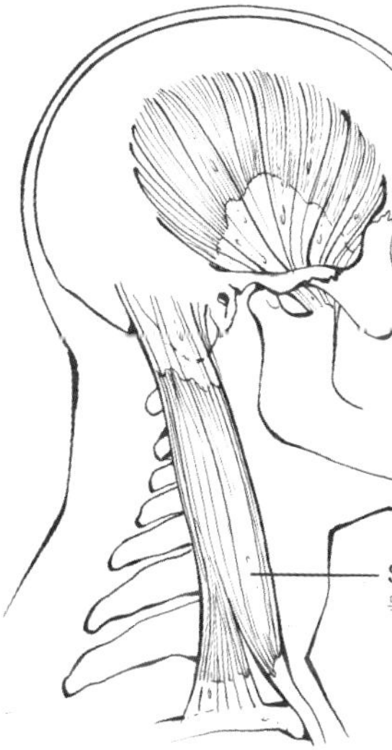

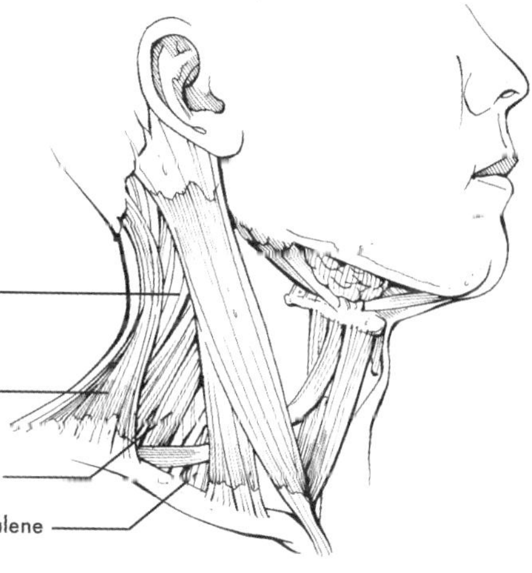

CHAPTER 2

경직/근긴장이상 : 상지

- 내전/내회전된 어깨
- 굽혀진 팔꿈치
- 엎쳐진(pronation) 아래팔
- 굽혀진 손목
- 신장된 손목
- 움켜쥔 주먹
- Thum-in-Palm
- 내전된 엄지
- Intrinsic Plus Hand
- 신장된 손가락
- 서경(Writer's Cramp)
- 최신 인진 정보
- 상지에 대한 소아 용량

내전/내회전된 어깨 1 주사용량			
	보톡스 (BTX-A) 단위[1]	마이아블록 (BTX-B) 단위[2]	근육당 주사 부위
총 가슴근(Pectoralis complex)	100 (50-200)	2,500-5,000	2-6
넓은 등근(Latissimus dorsi)	100 (50-200)	2,500-5,000	2-6
큰 원근(Teres major)	50 (25-100)	1,000-3,000	1-4
어깨밑근(Subscapularis)	75 (50-100)	1,000-3,000	1-2
전체 용량		5,000-15,000	
희석	100U/4cc 1cc 주사기에 분배	희석, p.xxvii 참조	
EMG 바늘	25-27G, 37-50mm		

소아용량은 61쪽 참조

주사 요령	
큰 가슴근	엄지와 다른 손가락들로 앞겨드랑이 주름을 잡고 근육에 주사한다. 가슴벽위에 주사할 때는 주사의 깊이에 주의한다. 기흉을 예방하기 위해 갈비뼈 위로 주사한다.
넓은 등근	엄지와 다른 손가락들로 뒤 겨드랑이 주름을 잡고 근육에 주사한다. 기흉 발생위험
큰 원근	뒤겨드랑이 주름의 윗부분 근육을 잡고 어깨뼈 봉우리(acromion)를 향해 바늘을 넣는다.
어깨밑근	내측 접근: 환자를 엎드리게 하거나 어깨뼈가 날개 모양을 하도록 손을 뒤집지고 앉게 한다. 날개뼈 아래 바깥쪽에서 주사한다. 외측(겨드랑이) 접근[3]: 뒤겨드랑이 주름과 위팔맥(brachial pulse) 사이에 주사한다. 어깨뼈밑 오목(subscapular forsa)의 바깥모서리 뒤쪽으로 주사한다. 기흉 발생 위험

기준 용량[1,2]			
	BTX-A	BTX-B	초기 용량
내원시 최대 신체용량	400-600	10,000-15,000	최대 용량의 50% 미만
주사부위별 최대 용량 또는 부피	0.5-1.0mL	2,500U	

관련된 근육

큰 가슴근
큰 원근
넓은 등근
어깨밑근

내전/내회전된 어깨 1

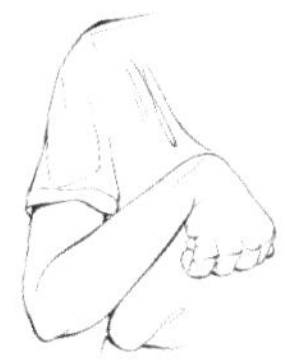

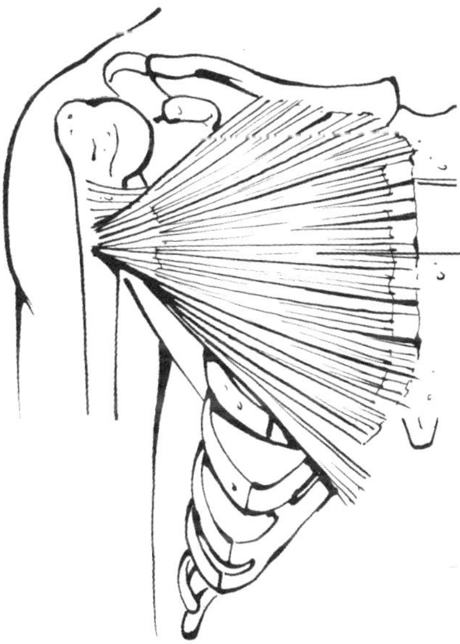

참고문헌

1. MDVU, MD Virtual University, We Move. DTX-A Adult Dosing Guidelines. Management of Spasticity with Botulinum Toxin Type A(Botox). Edition 3.0. Revised August 2005
2. MDVU. MD Virtual University. BTX-B Adult Dosing Guidelines. Edition 1.0, Botulinum Toxin Type B(Myobloc). At http://www.mdvu.org/library/dosingtables/btxb_adg.html. Updated 1.28.05. Accessed 11.30.06.
3. Chiodo A, Goodmurphy C, haig A. Cadeveric study of methods for subscapularis muscle needle insertion. Am J Phy Med Rehabil 2005; 84:662 665

내전/내회전된 어깨 2 주사용량			
	보톡스 (BTX-A) 단위[1]	마이아블록 (BTX-B) 단위[2]	근육당 주사 부위
총 가슴근	100 (50-200)	2,500-5,000	2-6
넓은 등근	100 (50-200)	2,500-5,000	2-6
큰 원근	50 (25-100)	1,000-3,000	1-4
어깨밑근	75 (50-100)	1,000-3,000	1-2
전체 용량		5,000-15,000	
희석	100U/4cc 1cc 주사기에 분배	희석, p.xxvii 참조	
EMG 바늘	27G, 37mm		

소아용량은 61쪽 참조

주사 요령	
큰 가슴근	엄지와 다른 손가락들로 앞겨드랑이 주름을 잡고 근육에 주사한다. 가슴벽위에 주사할 때는 주사의 깊이에 주의한다. 기흉을 예방하기 위해 갈비뼈 위로 주사한다.
넓은 등근	엄지와 다른 손가락들로 뒤겨드랑이 주름을 잡고 근육에 주사한다. 기흉 발생위험
큰 원근	뒤겨드랑이 주름의 윗부분 근육을 잡고 어깨뼈 봉우리(acromion)를 향해 바늘을 넣는다.
어깨밑근	내측 접근: 환자를 엎드리게 하거나 어깨뼈가 날개 모양을 하도록 손을 뒤집지고 앉게 한다. 날개뼈 아래 바깥쪽에서 주사한다. 외측(겨드랑이) 접근[3]: 뒤겨드랑이 주름과 위팔맥(brachial pulse) 사이에 주사한다. 어깨뼈밑 오목(subscapular forsa)의 바깥모서리 뒤쪽으로 주사한다. 기흉 발생위험

기준 용량[1,2]			
	BTX-A	BTX-B	초기 용량
내원시 최대 신체용량	400-600	10,000-15,000	최대 용량의 50% 미만
주사부위별 최대 용량 또는 부피	0.5-1.0mL	2,500U	

관련된 근육

내전/내회전된 어깨 2

큰 가슴근
근 원근
넓은 등근
어깨밑근

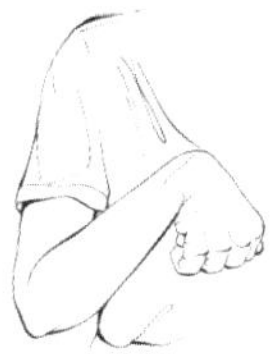

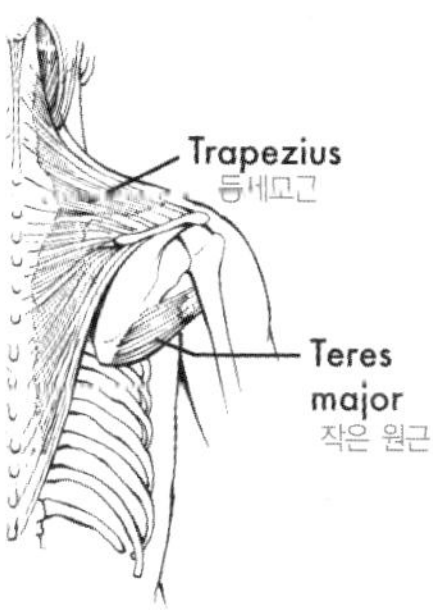

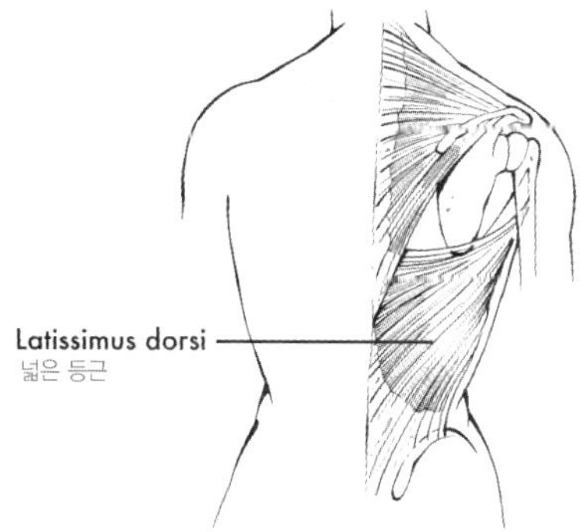

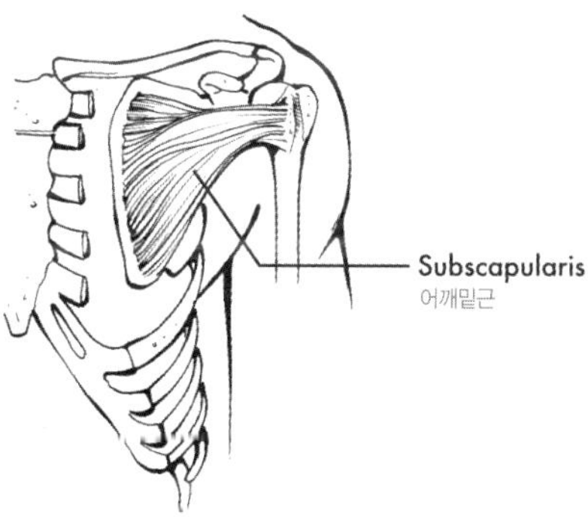

참고문헌

1. MDVU. MD Virtual University, We Move. BTX-A Adult Dosing Guidelines. Management of Spasticity with Botulinum Toxin Type A(Botox). Edition 3.0, Revised August 2005
2. MDVU. MD Virtual University. BTX-B Adult Dosing Guidelines. Edition 1.0, Botulinum Toxin Type B(Myobloc). At http://www.mdvu.org/library/dosingtables/btxb_adg.html. Updated 1.28.05. Accessed 11.30.06.
3. Chiodo A, Goodmurphy C, haig A. Cadaveric study of methods for subscapularis muscle needle insertion. Am J Phy Med Rehabil 2005; 84:662-665

굽혀진 팔꿈치 주사용량			
	보톡스 (BTX-A) 단위[1]	마이아블록 (BTX-B) 단위[2]	근육당 주사 부위
위팔노근(Brachioradialis)	60 25-100	1,000-3,000	1-4
두갈래근(Biceps)	80 75-200	2,500-5,000	2-4
위팔근(Brachialis)	50 40-150	1,000-3,000	1-2
희석	100U/4cc	희석, p.xxvii 참조	
EMG 바늘	25-27G, 37mm		

소아용량은 61쪽 참조

주사 요령	
위팔노근	두갈래근 힘줄의 부착부위에 위팔노근의 중간부분이 있다.
두갈래근	두갈래근이 아래팔의 뒤침(supination)을 담당하기 때문에 신경박리술(neurolysis)은 아래팔의 엎침(pronation)을 증가시킬 수 있다.
위팔근	외측 접근을 함으로써, 두 갈래근과 정중신경, 자신경, 그리고 혈관을 피할 수 있다. 외측상과(lat. epicondyle)에서 네 손가락폭만큼 위쪽에서 주입한다.

기준 용량[1,2]			
	BTX-A	BTX-B	초기 용량
내원시 최대 신체용량	400-600	10,000-15,000	최대 용량의 50% 미만
주사부위별 최대 용량 또는 부피	0.5-1.0mL	2,500U	

참고문헌

1. MDVU. MD Virtual University, We Move. BTX-A Adult Dosing Guidelines. Management of Spasticity with Botulinum Toxin Type A(Botox). Edition 3.0. Revised August 2005
2. MDVU. MD Virtual University. BTX-B Adult Dosing Guidelines. Edition 1.0, Botulinum Toxin Type B(Myobloc). At http://www.mdvu.org/library/dosingtables/btxb_adg.html. Updated 1.28.05. Accessed 11.30.06.

관련된 근육

위팔노근
두갈래근
위팔근

굽혀진 팔꿈치

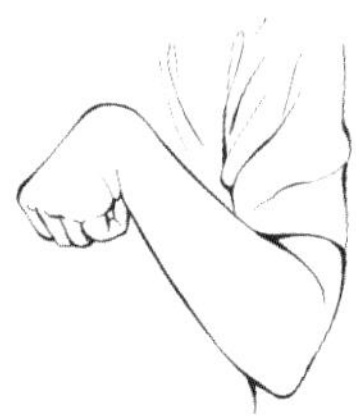

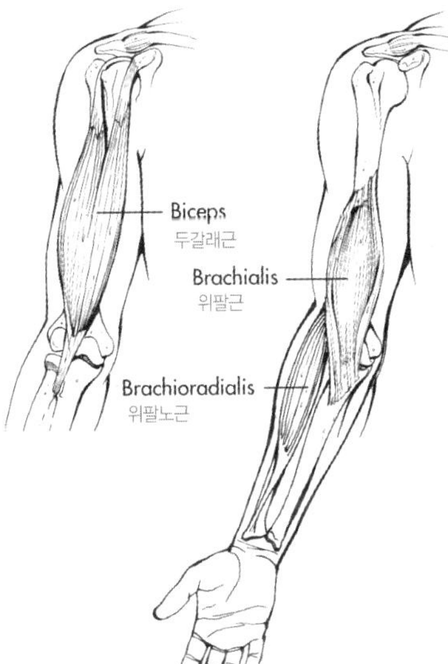

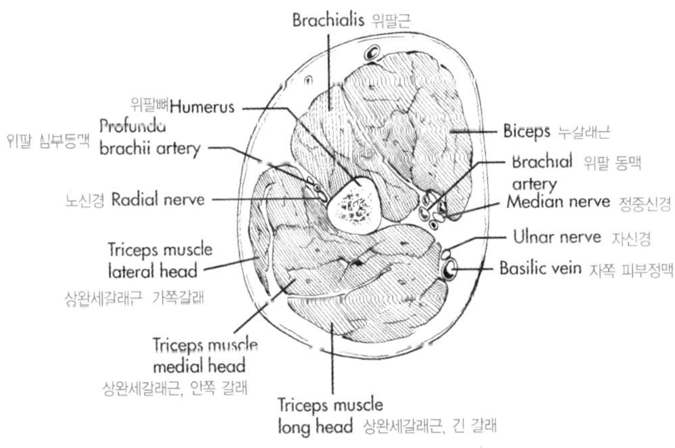

엎쳐진 아래팔 주사용량			
	보톡스 (BTX-A) 단위[1]	마이아블록 (BTX-B) 단위[2]	근육당 주사 부위
네모엎침근 (Pronator quadratus)	25 10-50	1,000-2,500	1-2
원엎침근 (Pronator teres)	40-50 25-75	1,000-2,500	1-2
희석	100U/4cc	희석, p.xxvii 참조	
EMG 바늘	27G, 37mm		

소아용량은 61쪽 참조

주사 요령	
원엎침근	두갈래근 힘줄에서 원위부쪽으로(distal) 손가락 세 개 폭만큼 , 내측으로는 손가락 한 개 폭만큼 떨어진 곳에 근육의 중간부위가 있다.
네모엎침근	등쪽 접근은 자뼈의 붓돌기(styloid process)에서 두갈래근 부착부쪽으로 1/4만큼 되는 거리에, 노뼈(radius)와 자뼈(ulnar) 사이로 주입한다.

기준 용량[1,2]			
	BTX-A	BTX-B	초기 용량
내원시 최대 신체용량	400-600	10,000-15,000	최대 용량의 50% 미만
주사부위별 최대 용량 또는 부피	0.5-1.0mL	2,500U	

참고문헌

1. MDVU. MD Virtual University, We Move. BTX-A Adult Dosing Guidelines. Management of Spasticity with Botulinum Toxin Type A(Botox). Edition 3.0. Revised August 2005
2. MDVU. MD Virtual University. BTX-B Adult Dosing Guidelines. Edition 1.0, Botulinum Toxin Type B(Myobloc). At http://www.mdvu.org/library/dosingtables/btxb_adg.html. Updated 1.28.05. Accessed 11.30.06.

관련된 근육

원엎침근

네모엎침근

엎쳐진 아래팔

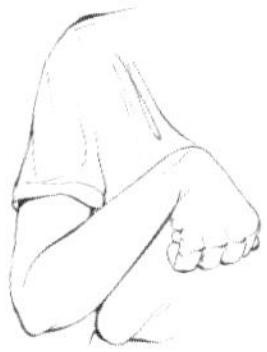

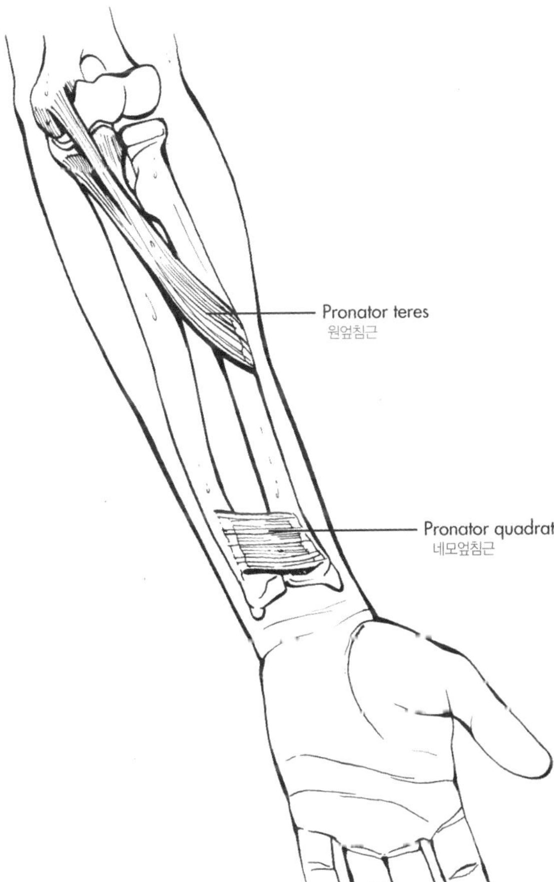

굽혀진 손목 주사용량			
	보톡스 (BTX-A) 단위[1]	마이아블록 (BTX-B) 단위[2]	근육당 주사 부위
노쪽 손목굽힘근 (Flexor carpi radialis)	50 25–100	1,000–3,000	1–2
자쪽 손목굽힘근 (Flexor carpi ulnaris)	40 20–100	1,000–3,000	1–2
깊은 손가락굽힘근 (Flexor digitorium profundus)	20 20–50*	1,000–3,000*	1–2
긴손바닥근 (Palmaris longus)	40 20–100^	1,000–3,000^	1–2
희석	100U/4cc	희석, p.xxvii 참조	
EMG 바늘	27G, 37mm		

소아용량은 61쪽 참조

* 움켜쥔 주먹/손가락에 사용하는 용량[1,2]

^ 자쪽 손목굽힘근에 사용하는 용량

주사 요령	
노쪽 손목굽힘근	주관절 주름에서 손가락 네 개 폭만큼 아래쪽에 근육의 중간부위가 있다. 두갈래근 힘줄의 원위부에서 한 손가락 폭만큼 안쪽에서 주입한다.
자쪽 손목굽힘근	손목의 내측상과(medial epicondyle)에서 1/3만큼 떨어진 거리에 근육의 중간부위가 있다.
깊은 손가락굽힘근	두갈래근 힘줄과 자뼈의 붓돌기 중간지점에 근육의 중간부위가 있다.
긴손바닥근	두갈래근 힘줄에서 네 손가락 폭만큼 아래쪽, 그리고 손목 중앙부와 두갈래근 힘줄을 잇는 선에서 내측으로 한 손가락 폭만큼 안쪽에 근육의 중간부위가 있다.

기준 용량[1,2]			
	BTX-A	BTX-B	초기 용량
내원시 최대 신체용량	400–600	10,000–15,000	최대 용량의 50% 미만
주사부위별 최대 용량 또는 부피	0.5–1.0mL	2,500U	

참고문헌

1. MDVU. MD Virtual University, We Move. BTX-A Adult Dosing Guidelines. Management of Spasticity with Botulinum Toxin Type A(Botox). Edition 3.0. Revised August 2005

2. MDVU. MD Virtual University. BTX-B Adult Dosing Guidelines. Edition 1.0, Botulinum Toxin Type B(Myobloc). At http://www.mdvu.org/library/dosingtables/btxb_adg.html. Updated 1.28.05. Accessed 11.30.06.

관련된 근육

노쪽 손목굽힘근
지쪽 손목굽힘근
깊은 손가락굽힘근
긴손바닥근

굽혀진 손목

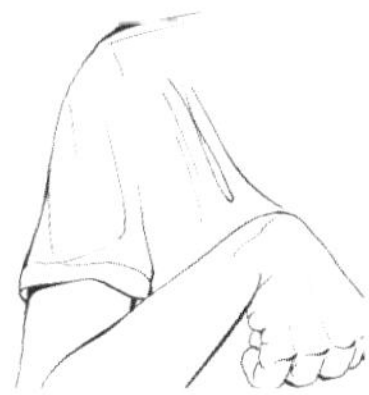

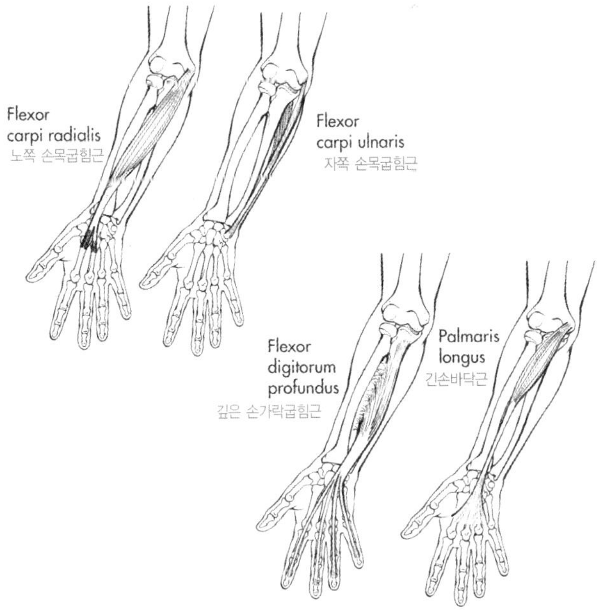

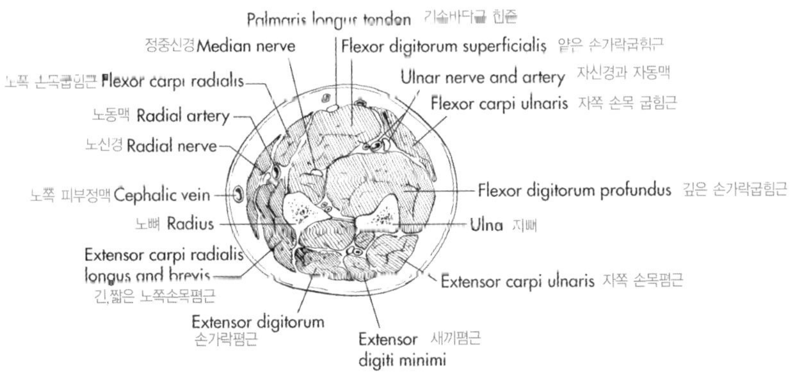

신장된 손목 주사용량			
	보톡스 (BTX-A) 단위[1*]	마이아블록 (BTX-B) 단위[2*]	근육당 주사 부위
노쪽 손목폄근(긴, 짧은) (Extensor carpi radialis)	40 20-100	1,000-3,000	1-2
자쪽 손목폄근 (Extensor carpi ulnaris)	40 20-100	1,000-3,000	1-2
희석	100U/4cc	희석, p.xxvii 참조	
EMG 바늘	27G, 37mm		

* 손목굽힘 상태에서 자쪽 손목굽힘근을 위한 용량[2]

주사 요령	
긴 노쪽손목폄근	외측상과에서 노뼈의 붓돌기쪽으로 1/3만큼 떨어진 곳의 노뼈 위에 근육의 중간부위가 있다.
짧은 노쪽손목폄근	외측상과에서 노뼈의 붓돌기쪽으로 1/4만큼 떨어진 곳의 노뼈 위에 근육의 중간부위가 있다.
자쪽 손목폄근	외측상과에서 손목쪽으로 1/2만큼 떨어진 곳의 자뼈 위에 근육의 중간부위가 있다.

기준 용량[1,2]			
	BTX-A	BTX-B	초기 용량
내원시 최대 신체용량	400-600	10,000-15,000	최대 용량의 50% 미만
주사부위별 최대 용량 또는 부피	0.5-1.0mL	2,500U	

참고문헌

1. MDVU. MD Virtual University, We Move. BTX-A Adult Dosing Guidelines. Management of Spasticity with Botulinum Toxin Type A(Botox). Edition 3.0. Revised August 2005
2. MDVU. MD Virtual University. BTX-B Adult Dosing Guidelines. Edition 1.0, Botulinum Toxin Type B(Myobloc). At http://www.mdvu.org/library/dosingtables/btxb_adg.html. Updated 1.28.05. Accessed 11.30.06.

관련된 근육

긴 노쪽손목폄근
짧은 노쪽손목폄근
자쪽 손목폄근

신장된 손목

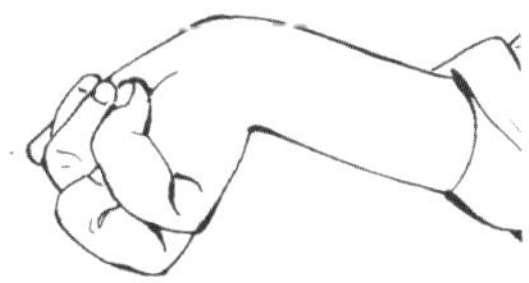

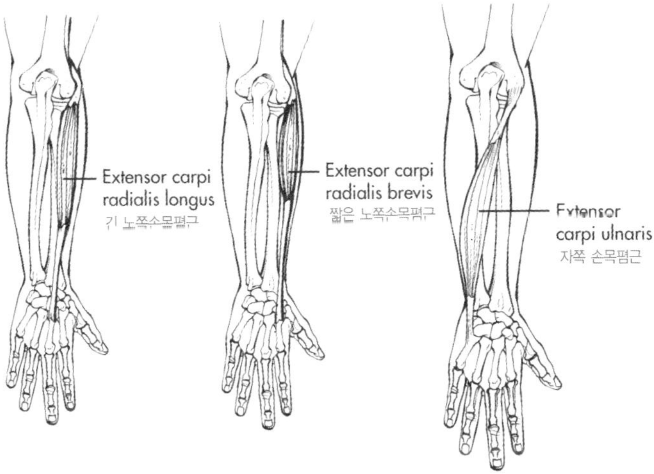

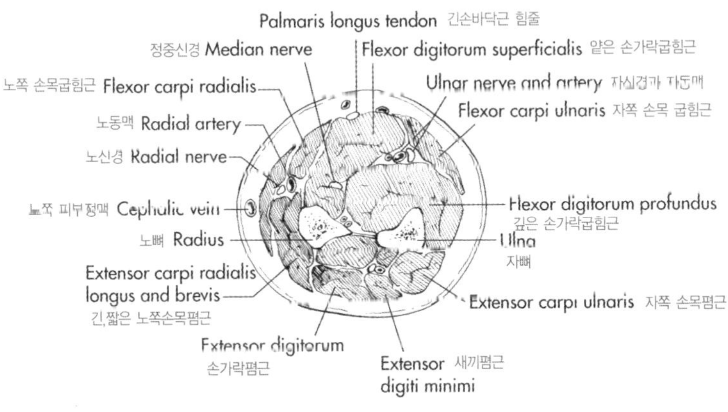

움켜쥔 주먹(Clenched fist) 주사용량			
	보톡스 (BTX-A) 단위[1*]	마이아블록 (BTX-B) 단위[2*]	근육당 주사 부위
얕은 손가락굽힘근 (Flexor digitorum superficialis)	20 20-50	1,000-3,000	1
깊은 손가락굽힘근 (Flexor digitorum profundus)	20 20-50	1,000-3,000	1
희석	100U/4cc	희석, p.xxvii 참조	
EMG 바늘	27G, 37mm		

소아용량은 61쪽 참조

주사 요령	
얕은 손가락굽힘근	근육의 중간부위는, 두갈래근 힘줄과 손목의 중간지점, 그리고 주로 자뼈의 근위부 및 중앙부와 뼈사이막(interosseous membrane) 위에 있다. 정중신경과 자신경은 FDS(얕은 손가락굽힘근)와 FDP(깊은 손가락굽힘근)사이에 있다.
깊은 손가락굽힘근	근육의 중간부위는, 두갈래근 힘줄과 손목의 중간지점, 그리고 주로 자뼈의 근위부 및 중앙부와 뼈사이막(interosseous membrane) 위에 있다. 자신경 손상을 최소화하기 위해, 자뼈 바로 위, 자쪽 손목굽힘근 아래로 주입하는 내측 접근을 사용한다.

기준 용량[1,2]			
	BTX-A	BTX-B	초기 용량
내원시 최대 신체용량	400-600	10,000-15,000	최대 용량의 50% 미만
주사부위별 최대 용량 또는 부피	0.5-1.0mL	2,500U	

참고문헌

1. MDVU. MD Virtual University, We Move. BTX-A Adult Dosing Guidelines. Management of Spasticity with Botulinum Toxin Type A(Botox). Edition 3.0. Revised August 2005
2. MDVU. MD Virtual University. BTX-B Adult Dosing Guidelines. Edition 1.0, Botulinum Toxin Type B(Myobloc). At http://www.mdvu.org/library/dosingtables/btxb_adg.html. Updated 1.28.05. Accessed 11.30.06.

관련된 근육

얕은 손가락굽힘근
깊은 손가락굽힘근

움켜쥔 주먹

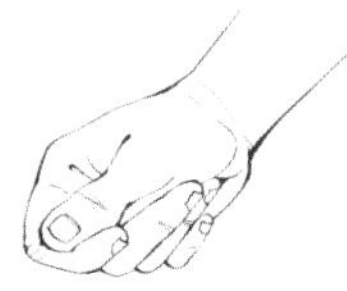

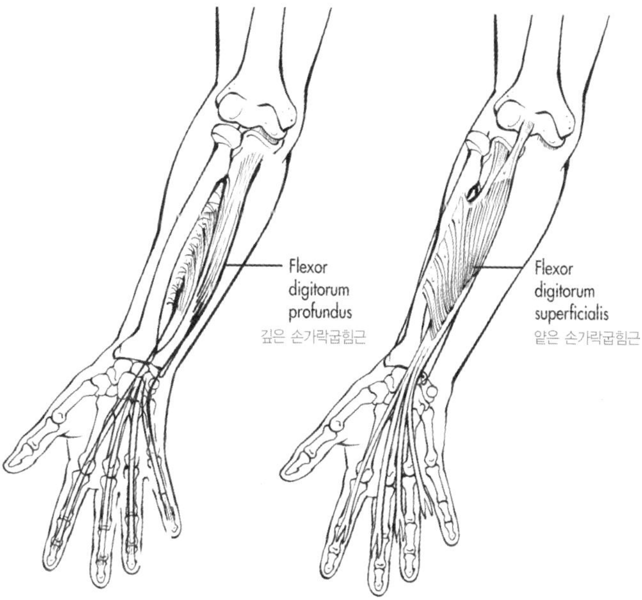

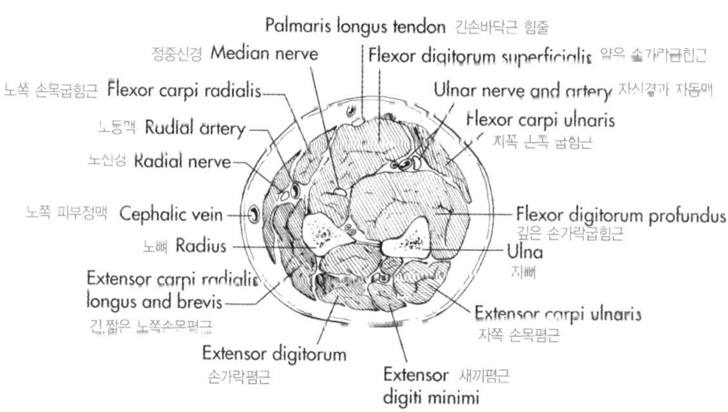

Thum-in-Palm 주사용량			
	보톡스 (BTX-A) 단위[1]	마이아블록 (BTX-B) 단위[2]	근육당 주사 부위
긴엄지굽힘근 (Flexor pollicis longus)	20 10–50	1,000–2,500	1–2
짧은엄지굽힘근 (Flexor pollicis brevis)/ 엄지맞섬근(opponens)	10 5–30	500–1,500	1
엄지모음근 (Adductor pollicis)	10 5–30	500–2,500	1
첫째 등쪽뼈사이근 (First dorsal interosseous)	2.5†	250–500*	1
희석	100U/4cc	희석, p.xxvii 참조	
EMG 바늘	27G, 37mm		

소아용량은 61쪽 참조

† 업무에 따른 근긴장이상 표[2] 용량

* intrinsic plus hand[1] 용량

주사 요령	
긴엄지굽힘근	손목에서 두갈래근 힘줄쪽으로 1/3지점, 노뼈위에 근육의 중간부위가 있다.
짧은엄지굽힘근/엄지맞섬근	첫째 손허리뼈(metacapal bone)의 중간지점, 내측 가장자리에 근육의 중간부위가 있다.
엄지모음근	둘째 손허리뼈 중간지점 위에 근육의 중간부위가 있다.
첫째 등쪽뼈사이근	둘째 손허리뼈 노쪽 가장자리 중간에 근육의 중간부위가 있다.

기준 용량[1,2]			
	BTX-A	BTX-B	초기 용량
내원시 최대 신체용량	400–600	10,000–15,000	최대 용량의 50% 미만
주사부위별 최대 용량 또는 부피	0.5–1.0mL	2,500U	

참고문헌

1. MDVU. MD Virtual University, We Move. BTX-A Adult Dosing Guidelines. Management of Spasticity with Botulinum Toxin Type A(Botox). Edition 3.0. Revised August 2005

2. MDVU. MD Virtual University. BTX-B Adult Dosing Guidelines. Edition 1.0, Botulinum Toxin Type B(Myobloc). At http://www.mdvu.org/library/dosingtables/btxb_adg.html. Updated 1.28.05. Accessed 11.30.06.

관련된 근육

긴엄지굽힘근
짧은엄지굽힘근
엄지모음근
첫째 등쪽뼈사이근
엄지맞섬근

Thum-in-Palm

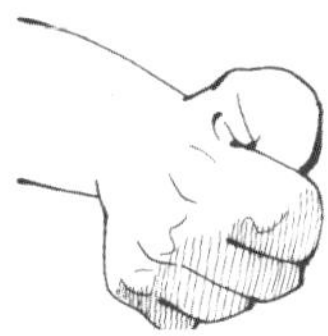

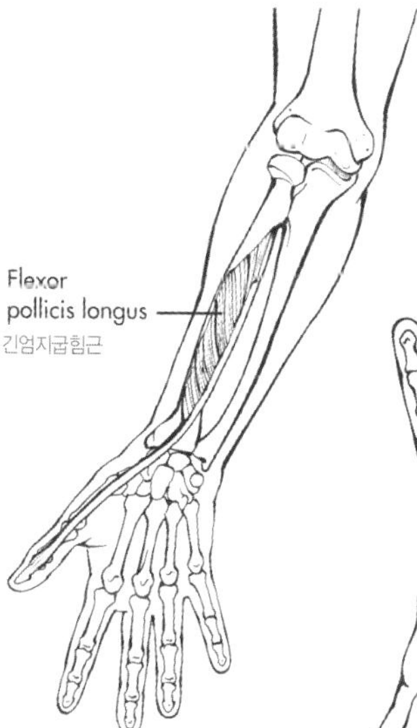

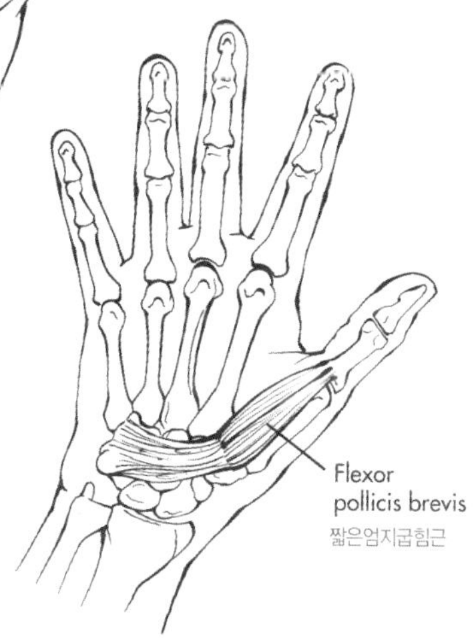

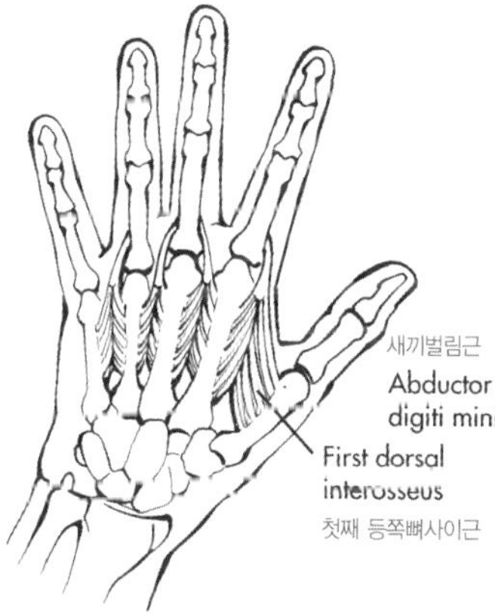

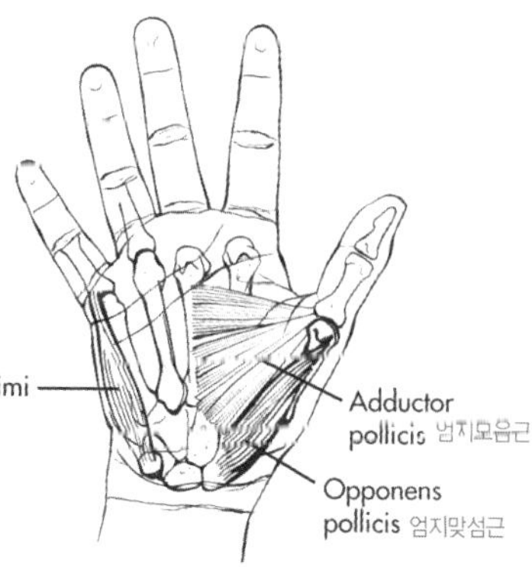

내전된 엄지 주사용량			
	보톡스 (BTX-A) 단위[1*]	마이아블록 (BTX-B) 단위[2*]	근육당 주사 부위
엄지모음근(Adductor pollicis)	10 5-30*	500-2,500*	1
희석	100U/4cc	희석, p.xxvii 참조	
EMG 바늘	27G, 37mm		

* Thum-in-Palm[1] 용량

주사 요령	
엄지모음근	둘째 손허리뼈 중간지점에 근육의 중간부위가 있다.

기준 용량[1,2]			
	BTX-A	BTX-B	초기 용량
내원시 최대 신체용량	400-600	10,000-15,000	최대 용량의 50% 미만
주사부위별 최대 용량 또는 부피	0.5-1.0mL	2,500U	

참고문헌

1. MDVU. MD Virtual University, We Move. BTX-A Adult Dosing Guidelines. Management of Spasticity with Botulinum Toxin Type A(Botox). Edition 3.0. Revised August 2005
2. MDVU. MD Virtual University. BTX-B Adult Dosing Guidelines. Edition 1.0, Botulinum Toxin Type B(Myobloc). At http://www.mdvu.org/library/dosingtables/btxb_adg.html. Updated 1.28.05. Accessed 11.30.06.

관련된 근육

엄지모음근

내전된 엄지

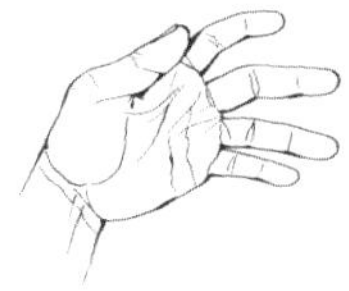

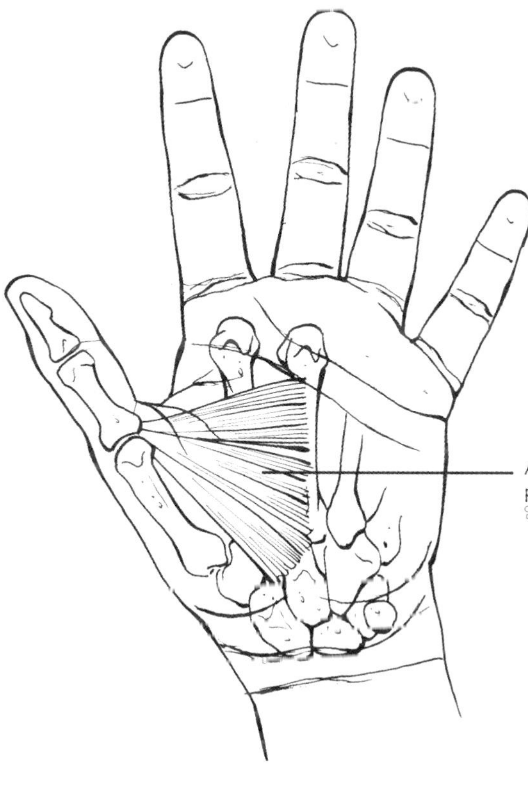

Intrinsic Plus hand 주사용량			
	보톡스 (BTX-A) 단위	마이아블록 (BTX-B) 단위[3]	근육당 주사 부위
벌레근(Lumbricals)/ 뼈사이근(Interosseous)	10 (5-15) /lumbrical[1]	1,500-4,500/쪽	1
등쪽 뼈사이근 (Dorsal interosseous)	2.5/근육 7.5-25/근육군[2]*	250-500/쪽*	1-4
벌레근(Lumbricals)	2.5/근육 7.5-25/근육군[2]*		1
희석	100U/4cc	희석, p.xxvii 참조	
EMG 바늘	27G, 37mm		

소아용량은 61쪽 참조

* 업무에 따른 근긴장이상일 경우

주사 요령	
등쪽뼈사이근/ 벌레근	손허리뼈 중간지점에 근육의 중간부위가 있다.

기준 용량[1,2]			
	BTX-A	BTX-B	초기 용량
내원시 최대 신체용량	400-600	10,000-15,000	최대 용량의 50% 미만
주사부위별 최대 용량 또는 부피	0.5-1.0mL	2,500U	

참고문헌

1. MDVU. MD Virtual University, We Move. BTX-A Adult Dosing Guidelines. Management of Spasticity with Botulinum Toxin Type A(Botox). Edition 3.0. Revised August 2005
2. MDVU. MD Virtual University, We Move. BTX-A Adult Dosing Guidelines. Management of Spasticity with Botulinum Toxin Type A(Botox). Edition 2.0. Revised August 2005
3. MDVU. MD Virtual University. BTX-B Adult Dosing Guidelines. Edition 1.0, Botulinum Toxin Type B(Myobloc). At http://www.mdvu.org/library/dosingtables/btxb_adg.html. Updated 1.28.05. Accessed 11.30.06.

관련된 근육

등쪽 뼈사이근
벌레근

Intrinsic Plus Hand

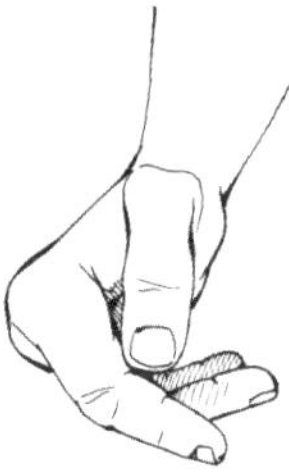

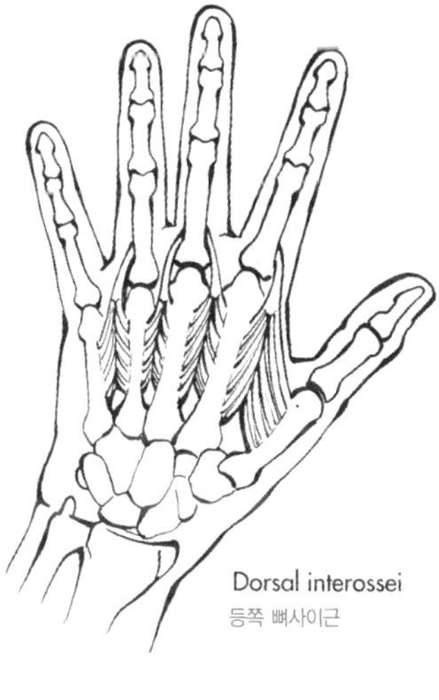

Dorsal interossei
등쪽 뼈사이근

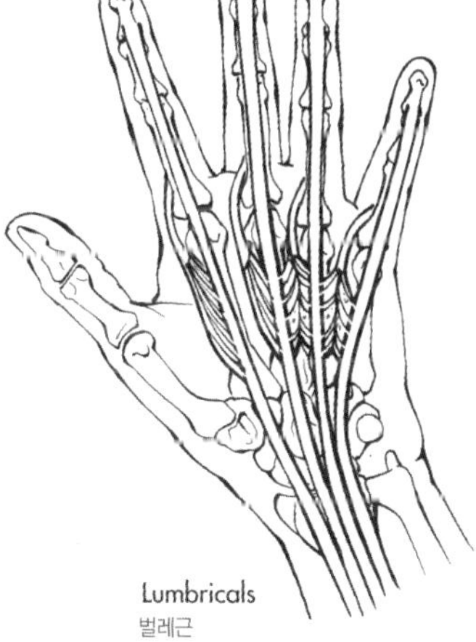

Lumbricals
벌레근

신장된 손가락 주사용량			
	보톡스 (BTX-A) 단위[1]	마이아블록 (BTX-B) 단위[3]	근육당 주사 부위
고유 집게손가락펴짐근 (Extensor indicis proprius)	20 10-50*	1,000-2,500*	1
총손가락폄근 (Extensor digitorium communis)	20 20-50†	1,000-3,000†	1-2
희석	100U/4cc	희석, p.xxvii 참조	
EMG 바늘	27G, 37mm		

* 'Thum-in-Palm' 부분의 긴엄지굽힘근 용량[3]
† '움켜진 주먹' 부분의 얕은 손가락굽힘근 용량[3]

주사 요령	
총손가락폄근	외측상과와 손목의 중간지점의 노뼈 위에 근육의 중간부위가 있다.
고유 집게손가락폄근	자뼈의 노쪽에 있는 근육 한 손가락 깊이, 자뼈의 붓돌기 위로 한 손가락 깊이에 근육의 중간부위가 있다.

기준 용량[2,3]			
	BTX-A	BTX-B	초기 용량
내원시 최대 신체용량	400-600	10,000-15,000	최대 용량의 50% 미만
주사부위별 최대 용량 또는 부피	0.5-1.0mL	2,500U	

참고문헌

1. MDVU. MD Virtual University, We Move. BTX-A Adult Dosing Guidelines. Management of Spasticity with Botulinum Toxin Type A(Botox). Edition 2.0. Revised August 2005
2. MDVU. MD Virtual University. BTX-B Adult Dosing Guidelines. Edition 1.0, Botulinum Toxin Type B(Myobloc). At http://www.mdvu.org/library/dosingtables/btxb_adg.html. Updated 1.28.05. Accessed 11.30.06.
3. MDVU. MD Virtual University, We Move. BTX-A Adult Dosing Guidelines. Management of Spasticity with Botulinum Toxin Type A(Botox). Edition 3.0. Revised August 2005

관련된 근육

고유 집게손가락펴짐근
총손가락폄근

신장된 손가락

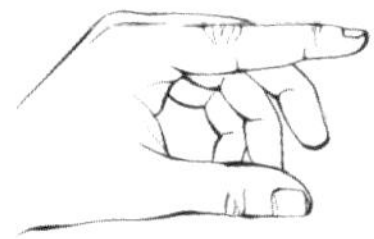

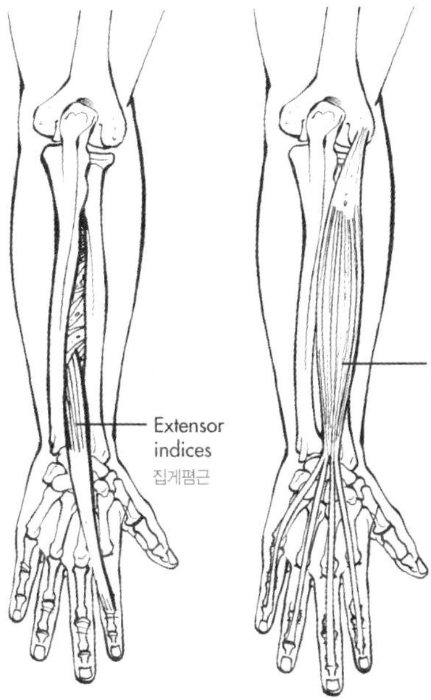

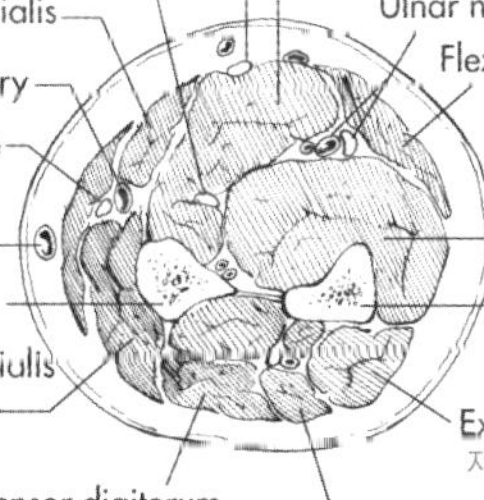

서경(Writer's Cramp) 1 주사용량			
	보톡스 (BTX-A) 단위[1]	마이아블록 (BTX-B) 단위[2]	근육당 주사 부위
깊은 손가락깊은근 (Flexor digitorum profundus)	15 (15-40)	250-1,500	1-3
노쪽 손목굽힘근 (Flexor carpi radialis)	15 (15-50)	500-2,500	1-2
얕은 손가락굽힘근 (Flexor digitorum superficialis)	15 (15-40)	250-1,500	1-3
자쪽 손목굽힘근 (Flexor carpi ulnaris)	15 (15-50)	500-2,500	1-2
원엎침근(Pronator teres)	10 (10-35)	500-1,500	1-2
네모엎침근 (Pronator quadratus)	10 (10-35)	500-1,500	1
긴엄지굽힘근 (Flexor pollicis longus)	10 (5-25)	1,000-2,500	1
희석	100U/4cc	희석, p.xxvii 참조	
EMG 바늘	27G, 37mm		

주사 요령	
깊은 손가락굽힘근	두갈래근 힘줄과 자쪽 붓돌기(styloid process) 중간지점에 근육의 중간부위가 있다.
노쪽 손목굽힘근	주관절 주름에서 손가락 네 개 폭만큼 아래쪽에 근육의 중간부위가 있다. 두갈래근 힘줄의 원위부에서 한 손가락 폭만큼 안쪽에서 주입한다.
얕은 손가락굽힘근	근육의 중간부위는, 두갈래근 힘줄과 손목의 중간지점, 그리고 주로 자뼈의 근위부와 중앙부와 뼈사이막(interosseous membrane) 위에 있다. 정중신경과 자신경은 FDS(얕은 손가락굽힘근)와 FDP(깊은 손가락굽힘근)사이에 있다.
자쪽 손목굽힘근	손목의 내측상과(medial epicondyle)에서 1/3만큼 떨어진 거리에 근육의 중간부위가 있다.
원엎침근	근육의 중간부위가 두갈래근 힘줄에서 원위부쪽으로(distal) 손가락 세 개 폭만큼, 내측으로는 손가락 한 개 폭만큼 떨어져 있다.
네모엎침근	등쪽 접근은 자뼈 붓돌기에서 두갈래근 부착부쪽으로 1/4만큼 되는 거리에, 노뼈와 자뼈 사이로 주입한다.
긴엄지굽힘근	손목에서 두갈래근 힘줄쪽으로 1/3지점, 노뼈위에 근육의 중간부위가 있다.

기준 용량[1,2]			
근긴장이상	BTX-A	BTX-B	초기 용량
내원시 최대 신체용량	300	10,000-15,000	최대 용량의 50% 미만
주사부위별 최대 용량 또는 부피	0.5-0.6mL	2,500U	

참고문헌 57쪽 참조

관련된 근육

서경 1

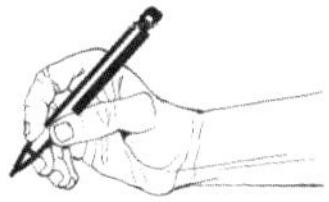

깊은 손가락굽힘근	손가락폄근	
노쪽 손목굽힘근	자쪽 손목굽힘근	
얕은 손가락굽힘근	긴 엄지폄근	
자쪽 손목굽힘근	짧은 엄지폄근	
원엎침근	집게폄근	
네모엎침근	엄지모음근	엄지맞섬근
긴엄지굽힘근	새끼벌림근	등쪽뼈사이근

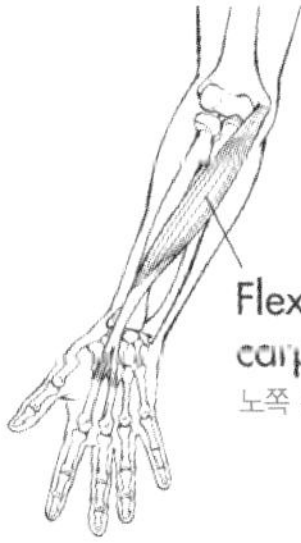

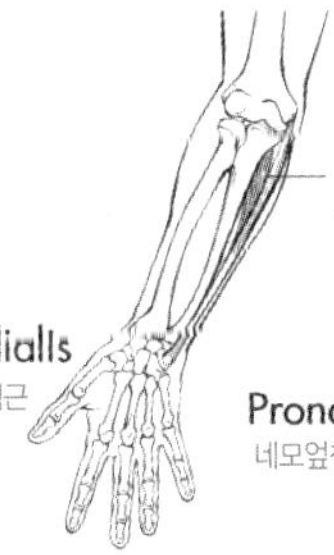

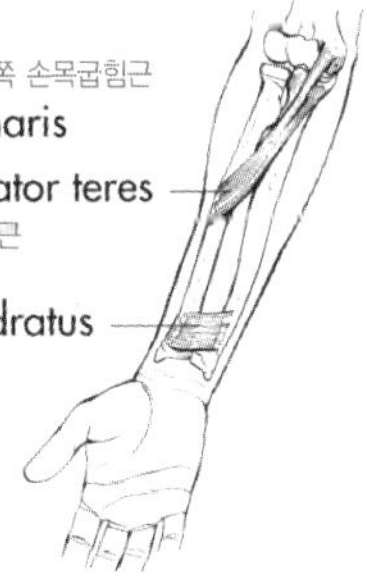

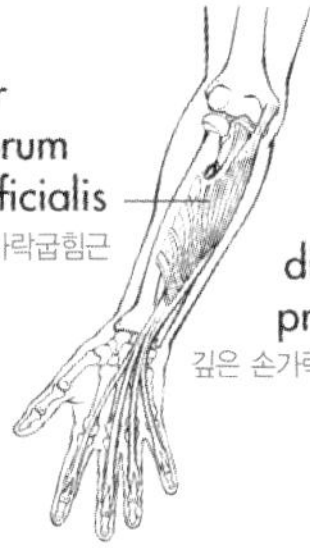

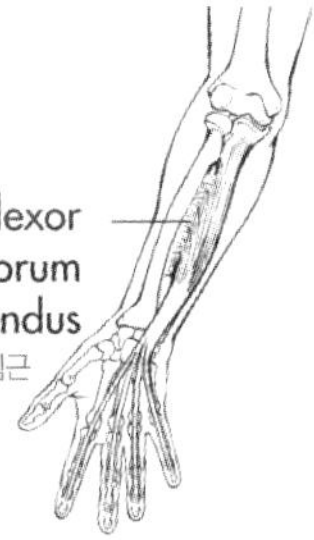

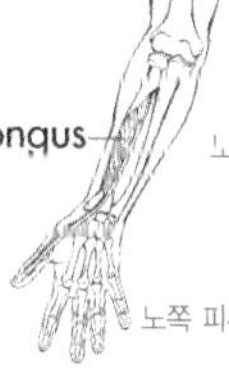

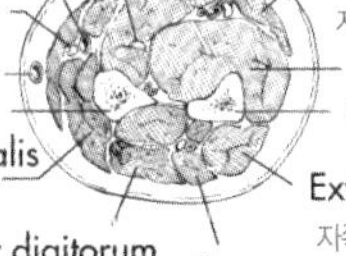

서경(Writer's Cramp) 2 주사용량			
	보톡스 (BTX-A) 단위[1]	마이아블록 (BTX-B) 단위[2]	근육당 주사 부위
손가락폄근 (Extensor digitorum)	15 (10-30)	500-1,500†	1-2
자쪽 손목폄근 (Extensor carpi ulnaris)	10 (10-40)	500-1,500	1-2
노쪽 손목폄근 (Extensor carpi radialis)	10 (10-40)	500-1,500	1-2
긴엄지폄근 (Extensor pollicis longus)	7.5 (15-15)	500-1,000*	1
짧은엄지폄근 (Extensor pollicis brevis)*	2.5 (2.5-25)*	250-500‡	1
고유집게폄근 (Extensor indices proprius)	2.5(2.5-25)	500-1,000	1
희석	100U/4cc	희석, p.xxvii 참조	
EMG 바늘	27G, 37mm		

*집게폄근에 사용하는 용량

†집게폄근에 사용하는 용량[2]

‡등쪽뼈사이근에 사용하는 용량[2]

주사 요령	
총손가락폄근	외측상과와 손목의 중간지점의 노뼈 위에 근육의 중간부위가 있다.
자쪽손목폄근	외측상과에서 손목쪽으로 1/2만큼 떨어진 곳의 자뼈 위에 근육의 중간부위가 있다.
노쪽손목폄근	외측상과에서 노뼈의 붓돌기쪽으로 1/3만큼 떨어진 곳의 노뼈 위에 근육의 중간부위가 있다.
긴엄지폄근	손목에서 외측상과쪽으로 1/3에서 1/2정도 떨어진 곳의 뼈사이근 위에 근육의 중간부위가 있다.
짧은엄지폄근	노뼈의 자쪽위에, 그리고 자뼈 붓돌기 위로 세 손가락 깊이에 근육의 중간부위가 있다.
고유집게폄근	자뼈의 노쪽에 있는 근육 한 손가락 깊이, 자뼈의 붓돌기 위로 한 손가락 깊이에 근육의 중간부위가 있다.

기준 용량*			
근긴장이상	BTX-A	BTX-B	초기 용량
내원시 최대 신체용량	300	10,000-15,000	최대 용량의 50% 미만
주사부위별 최대 용량 또는 부피	0.5-0.6mL	2,500U	

관련된 근육

서경 2

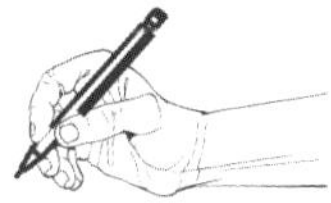

깊은 손가락굽힘근
노쪽 손목굽힘근
얕은 손가락굽힘근
자쪽 손목굽힘근
원엎침근
네모엎침근
긴엄지굽힘근

손가락폄근
자쪽 손목폄근
긴 엄지폄근
짧은 엄지폄근
집게폄근
엄지모음근
새끼벌림근

엄지맞섬근
등쪽뼈사이근

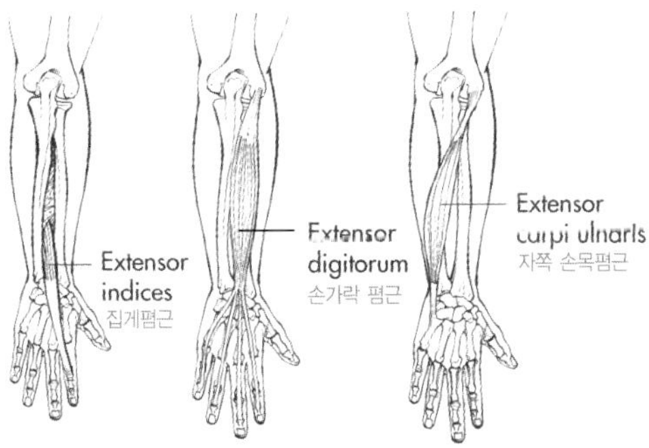

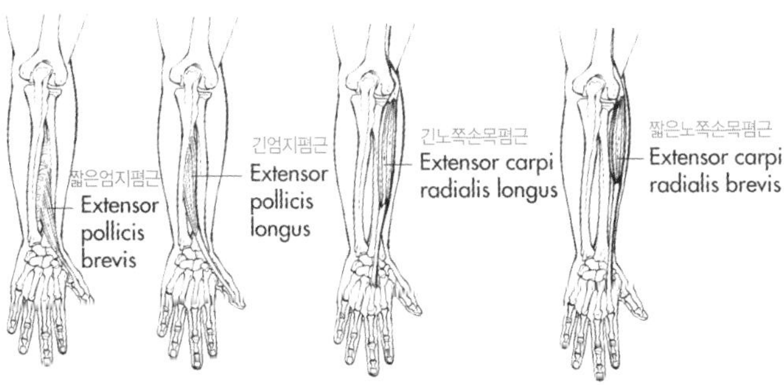

참고문헌

1. MDVU. MD Virtual University, We Move. BTX-A Adult Dosing Guidelines. Management of Spasticity with Botulinum Toxin Type A(Botox). Edition 2.0. Revised August 2005
2. MDVU. MD Virtual University. BTX-B Adult Dosing Guidelines. Edition 1.0, Botulinum Toxin Type B(Myobloc). At http://www.mdvu.org/library/dosingtables/btxb_adg.html. Updated 1.28.05. Accessed 11.30.06.

서경(Writer's Cramp) 3 주사용량			
	보톡스 (BTX-A) 단위[1]	마이아블록 (BTX-B) 단위[2]	근육당 주사 부위
엄지모음근(Adductor pollicis)	5 5-25)	500-1,500	1
새끼벌림근(Abductor digit minimi)	5 (2.5-25)	125-250	1
엄지맞섬근(Opponens pollicis)	5 (5-35)	125-250	1
등쪽뼈사이근(Dorsal interosseous)	2.5/근육 7.5-25/근육군	250-500	1
희석	100U/4cc	희석, p.xxvii 참조	
EMG 바늘	27G, 37mm		

주사 요령	
엄지모음근	둘째 손허리뼈 중간지점 위에 근육의 중간부위가 있다.
새끼벌림근	손바닥쪽 넷째 손허리뼈의 중간지점 위에 근육의 중간부위가 있다.
엄지맞섬근	첫째 손허리뼈 중간지점 위에 근육의 중간부위가 있다.
등쪽 뼈사이근	손허리뼈 중간지점에 근육들의 중간부위가 있다.

기준 용량*			
근긴장이상	BTX-A	BTX-B	초기 용량
내원시 최대 신체용량	300	10,000-15,000	최대 용량의 50% 미만
주사부위별 최대 용량 또는 부피	0.5-0.6mL	2,500U	

참고문헌

1. MDVU. MD Virtual University, We Move. BTX-A Adult Dosing Guidelines. Management of Spasticity with Botulinum Toxin Type A(Botox). Edition 2.0. Revised August 2005

2. MDVU. MD Virtual University. BTX-B Adult Dosing Guidelines. Edition 1.0, Botulinum Toxin Type B(Myobloc). At http://www.mdvu.org/library/dosingtables/btxb_adg.html. Updated 1.28.05. Accessed 11.30.06.

관련된 근육

깊은 손가락굽힘근
노쪽 손목굽힘근
얕은 손가락굽힘근
자쪽 손목굽힘근
원엎침근
네모엎침근
긴엄지굽힘근

손가락폄근
자쪽 손목폄근
긴 엄지폄근
짧은 엄지폄근
집게폄근
엄지모음근
새끼벌림근

서경 3

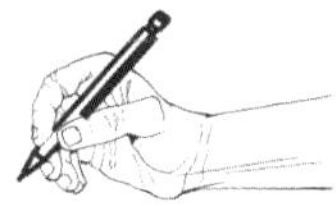

엄지맞섬근
등쪽뼈사이근

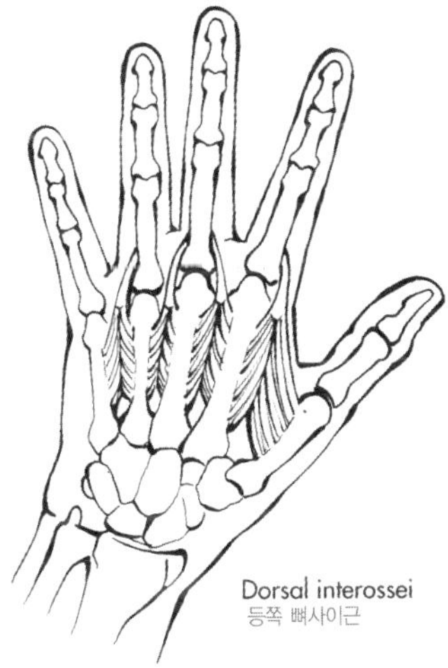

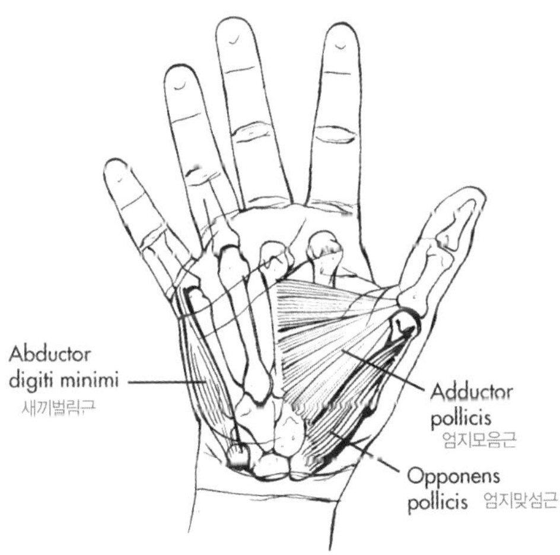

최신 안전 정보

이 책을 쓸 때 즈음, 미 FDA는 보툴리눔 독소 A, B의 지속적인 안전성 평가에 대한 조기보도물을 발행했다. FDA가 발행한 보고서에는 FDA가 승인 혹은 비승인한 방법으로 보툴리눔 독소 A, B를 사용한 후 나타난 호흡 부전과 사망 등의 전신부작용이 포함되어 있다. 보고서의 증상은, 보툴리눔 독소가 주사부위를 넘어 전신으로 퍼졌을 때 나타나는 보톨리눔 독소증으로 의심된다. 가장 심한 경우는 병원에 입원을 하고 사망에 이르기까지 했으며, 대부분은 뇌성마비로 인한 사지경직 치료를 받은 소아에게서 나타났다. 소아나 성인의 사지경직(팔과 다리의 심한 연축)을 보툴리눔 독소로 치료하는 방법은 아직 미국에서 승인받지 못했다.

16세 미만 소아에서 보툴리눔 독소증의 경우에, 위급식튜브와 호흡보조(ventilatory support)까지 필요할 정도의 연하 곤란과 호흡부전의 증상을 나타냈다고 한다. 이러한 케이스들 중에는 뇌성마비로 인한 사지경직의 치료에 보톡스를 사용한 사례가 가장 많다. 보톡스 사용용량은 6.25-32U/kg이었고, 마이아 블록은 388-625U/kg이었다.

뇌성마비로 인한 사지경직이나 12세 미만 소아에 대해서는 보툴리눔 독소의 안전도, 효과, 용량이 확립되어 있지 않다. FDA가 평가를 마칠 때까지, 보툴리눔 독소를 의료용으로 사용하는 의료진은 다음을 기억해야 한다.

- 'Units' 또는 'U'로 나타내는 강도는 보툴리눔 독소 제품마다 다르다는 사실을 이해해야 한다. units으로 표현하는 한 제품의 임상적 용량을 다른 제품의 것과 비교할 수 없다.
- 보툴리눔 독소 주입후 나타나는 전신효과의 가능성에 주의해야 한다. : 연하곤란, 발성장애, 무기력, 호흡곤란이나 호흡부전
- 이러한 반응은 치료후 빠르면 1일, 늦으면 수주후에 나타날 수 있음을 이해해야 한다.
- 환자와 보호자에게, 주입 후 전신 효과의 증상을 감별할 수 있는 정보를 알려주어야 한다.
- 환자가 삼키거나 말하는데 점점 더 심한 어려움을 나타내거나, 숨쉬기 어렵고 근력 약화의 증상이 나타난다면 즉각 의료적 처치를 받아야 한다는 사실을 환자에게 알려준다.

출처 : FDA, 조기 보도물, 2008년 2월 8일
http://www.fda.gov/cder/drug/early_comm/botulinium_toxin.htm

상지에 대한 소아용량

	보톡스 (BTX-A) U/kg	근육당 주사부위
어깨 내전/내회전		
총가슴근(Pectoralis complex)	2	2-3
넓은등근(Latissimus dorsi)	2	2
큰원근(Teres major)	2	1-2
어깨밑근(Subscapularis)	1-2	1-2
주관절 굽힘		
위팔노근(Brachioradialis)	1-2	1
두갈래근(Biceps)	2	2-4
위팔근(Brachialis)	2	1-4
아래팔 엎침(pronation)		
네모엎침근(Pronator quadratus)	0.5-1	1
원엎침근(Pronator teres)	1-2	1
손목 굽힘		
노쪽손목굽힘근(Flexor carpi radialis)	1-2	1
자쪽손목굽힘근(Flexor carpi ulnaris)	1-2	1-2
움켜쥔 주먹		
깊은손가락굽힘근(Flexor digitorum profundus)	1-2	1-2
얕은손가락굽힘근(Flexor digitorum superficialis)	1-2	1-2
Thum-in-Palm		
긴엄지굽힘근(Flexor pollicis longus)	0.5-1	1
엄지모음근(Adductor pollicis)	0.5-1	1
짧은엄지굽힘근/엄지맞섬근 (Flexor pollicis brevis/opponens)	0.5-1	1
Intrinsic Plus Hand		
벌레근/뼈사이근(Lumbricals/interossei)	0.5-1	1

앞 페이지의 최신 안전정보와 다음 페이지의 소아용량을 참조하라.

참고문헌

1. MDVU. MD Virtual University, We Move. BTX-A Adult Dosing Guidelines. Management of Spasticity with Botulinum Toxin Type A(Botox). Edition 3.0. Revised August 2005

소아 용량
보톡스(BTX-A)[1]
내원시 최대 신체용량 : 16U/kg 또는 400U 이하. 성인용량은 60kg 이상의 소아에게 사용한다.
내원시 큰 근육당 최대 용량 : 6U/kg
내원시 작은 근육당 최대 용량 : 1-2U/kg
주사부위당 최대 용량 : 50U
부위당 최대 용적 : 1.0mL, 특정 상황은 예외
희석 : 바이알당 1-5mL. 큰 근육에는 많이 희석할 수록 더 효과적이다.

CHAPTER 3

경직/근긴장이상 : 하지

- 굽혀진 고관절
- 모아진 넓적다리
- 굽혀진 무릎
- 신장(경직)된 무릎
- 내반첨족(equnovarus foot)
- 외반족(valgus foot)
- Striatal toe
- 굽혀진 발가락
- 최신 안전정보
- 하지에 대한 소아용량

굽혀진 고관절 1 주사용량			
	보톡스 (BTX-A) 단위[1]	마이아블록 (BTX-B) 단위[3]	근육당 주사 부위
엉덩허리근(Iliopsoas) 초음파/투시검사(fluoroscopy)의 도움 가능	100 50-200	3,000-7,500	2-3
허리근(Psoas) 초음파/투시검사의 도움 가능	100 50-200	3,000-7,500	1-2
넙다리곧은근 (Rectus femoris)	100 75-200	2,500-5,000	1-4
긴, 짧은 모음근, 큰볼기근* (Adductor longus,brevis, maximus)	200/쪽 75-300*	5,000-10,000*	2-6
희석	100U/4cc	희석, p.xxvii 참조	
EMG 바늘	25G,50mm - 22G,75mm		

소아용량은 89쪽 참조

* 넓적다리 모음에 따른 용량[1]

주사 요령	
허리근	초음파나 투시검사의 보조를 받아 L4나 L5의 가로가시돌기 바깥쪽으로 주입한다.
엉덩허리근	대퇴동맥과 위앞엉덩뼈가시(anterior superior iliac spine) 사이에 있는 서혜인대 아래에 주입한다.
넙다리곧은근	위앞엉덩뼈가시와 무릎뼈(patella)의 중간지점에 근육의 중간부위가 있다.
긴, 짧은모음근, 큰볼기근	내측 접근 : 치골에서 무릎쪽으로 1/3되는 지점에 있는 근육의 중간부위에 주입한다.

기준 용량[1,3]			
	BTX-A	BTX-B	초기 용량
내원시 최대 신체용량	400-600	10,000-15,000	최대 용량의 50% 미만
주사부위별 최대 용량 또는 부피	0.5-1.0mL	2,500U	

관련된 근육

엉덩허리근
넙다리곧은근
긴모음근
짧은모음근
큰볼기근

굽혀진 고관절 1

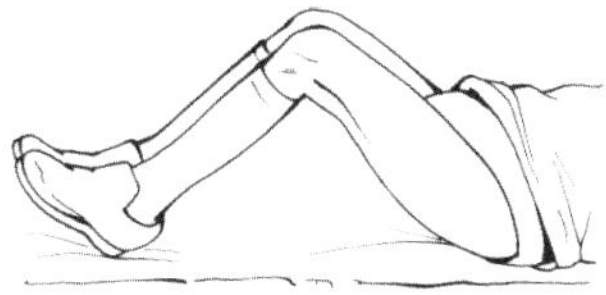

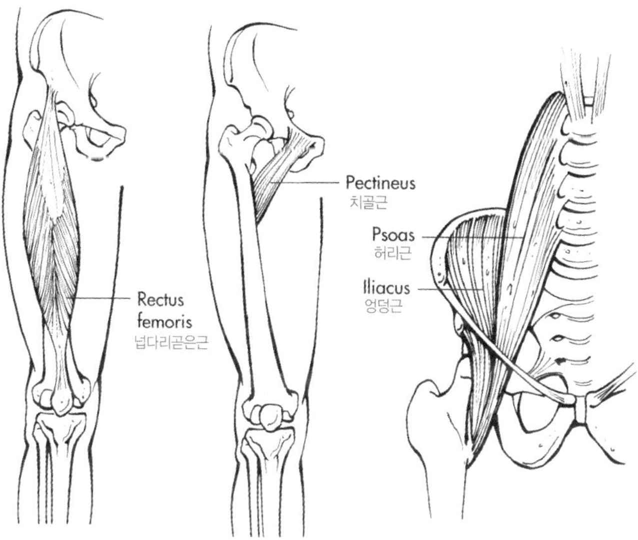

참고문헌

1. MDVU. MD Virtual University, We Move. BTX-A Adult Dosing Guidelines. Management of Spasticity with Botulinum Toxin Type A(Botox). Edition 3.0. Revised August 2005. Accessed 1.13.07.

2. Childers MK. The use of botulinum toxin type a in pain management, 2nd ed. Academic information Systems, 2002:133.

3. MDVU. MD Virtual University. BTX-B Adult Dosing Guidelines. Edition 1.0, Botulinum Toxin Type B(Myobloc). At http://www.mdvu.org/library/dosingtables/btxb_adg.html. Updated 1.28.05. Accessed 11.30.06.

굽혀진 고관절 2 주사용량			
	보톡스 (BTX-A) 단위[1]	마이아블록 (BTX-B) 단위[2]	근육당 주사 부위
엉덩허리근(Iliopsoas) 초음파/투시검사(fluoroscopy)의 도움 가능	100 50-200	3,000-7,500	2-3
허리근(Psoas) 초음파/투시검사의 도움 가능	100 50-200	3,000-7,500	1-2
넙다리곧은근 (Rectus femoris)	100 75-200	2,500-5,000	1-4
긴, 짧은 모음근, 큰볼기근* (Adductor longus, brevis, maximus)	200/쪽 75-300*	5,000-10,000*	2-6
희석	100U/4cc	희석, p.xxvii 참조	
EMG 바늘	25G,50mm		

소아용량은 89쪽 참조

* 넓적다리 모음에 따른 용량[1]

주사 요령	
허리근	초음파나 투시검사의 보조를 받아 L4나 L5의 가로가시돌기 바깥쪽으로 주입한다.
엉덩허리근	대퇴동맥과 위앞엉덩뼈가시(anterior superior iliac spine) 사이에 있는 서혜인대 아래에 주입한다.
넙다리곧은근	위앞엉덩뼈가시와 무릎뼈(patella)의 중간지점에 근육의 중간부위가 있다.
긴, 짧은모음근, 큰볼기근	내측 접근 : 치골에서 무릎쪽으로 1/3되는 지점에 있는 근육의 중간부위에 주입한다.

기준 용량[1,2]			
	BTX-A	BTX-B	초기 용량
내원시 최대 신체용량	400-600	10,000-15,000	최대 용량의 50% 미만
주사부위별 최대 용량 또는 부피	0.5-1.0mL	2,500U	

관련된 근육

엉덩허리근
넙다리곧은근
긴모음근
짧은모음근
큰모음근

굽혀진 고관절 2

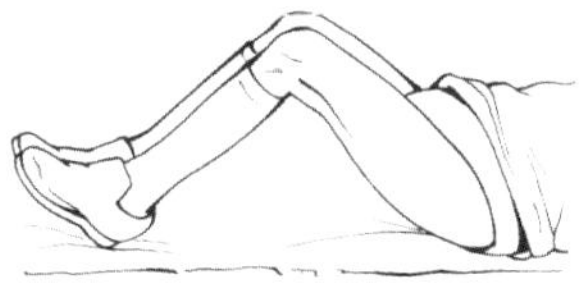

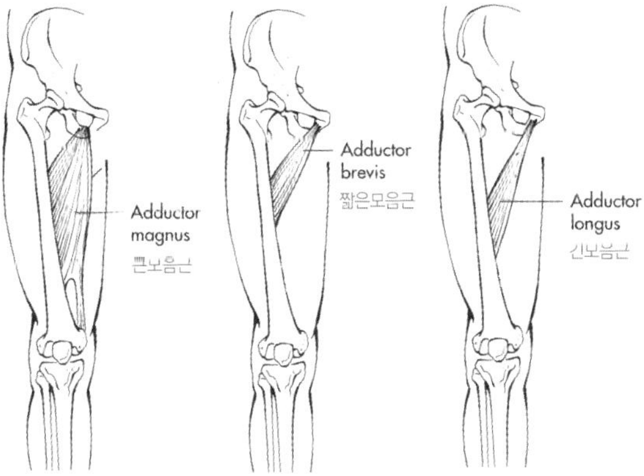

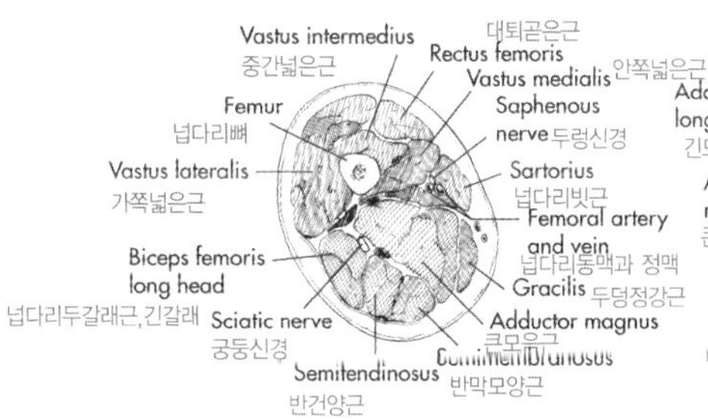

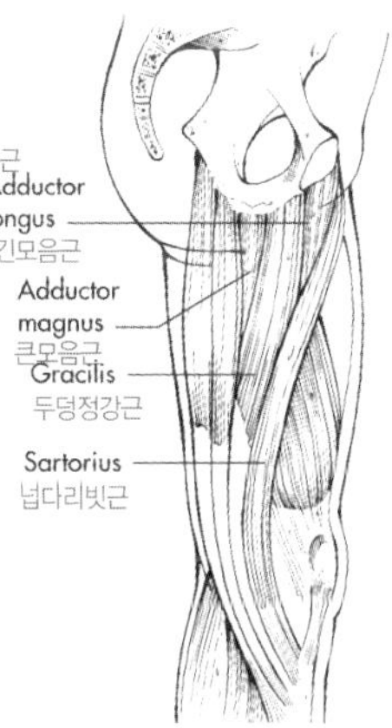

참고문헌

1. MDVU. MD Virtual University, We Move. BTX-A Adult Dosing Guidelines. Management of Spasticity with Botulinum Toxin Type A(Botox). Edition 3.0. Revised August 2005.
2. MDVU. MD Virtual University. BTX-B Adult Dosing Guidelines. Edition 1.0, Botulinum Toxin Type B(Myobloc). At http://www.mdvu.org/library/dosingtables/btxb_adg.html. Updated 1.28.05. Accessed 11.30.06.

모아진 넓적다리 주사용량			
	보톡스 (BTX-A) 단위[1]	마이아블록 (BTX-B) 단위[2]	근육당 주사 부위
긴모음근/짧은모음근/큰모음근 (Adductor longus/brevis/magnus)	200/쪽 75-300	5,000-10,000	2-6/쪽
엉덩허리근(Iliopsoas)	100 50-200*	3,000-7,500	2-3
희석	100U/4cc	희석, p.xxvii 참조	
EMG 바늘	25G,50mm		

소아용량은 89쪽 참조

* 고관절 굽힘에 대한 용량[1]

주사 요령	
긴모음근/짧은모음근/큰모음근	내측 접근 : 치골에서 무릎쪽으로 1/3되는 지점에 있는 근육의 중간부위에 주입한다.
엉덩허리근	대퇴동맥과 위앞엉덩뼈가시(anterior superior iliac spine) 사이에 있는 서혜인대 아래에 주입한다.

기준 용량[1,2]			
	BTX-A	BTX-B	초기 용량
내원시 최대 신체용량	400-600	10,000-15,000	최대 용량의 50% 미만
주사부위별 최대 용량 또는 부피	0.5-1.0mL	2,500U	

참고문헌

1. MDVU. MD Virtual University, We Move. BTX-A Adult Dosing Guidelines. Management of Spasticity with Botulinum Toxin Type A(Botox). Edition 3.0. Revised August 2005.
2. MDVU. MD Virtual University. BTX-B Adult Dosing Guidelines. Edition 1.0, Botulinum Toxin Type B(Myobloc). At http://www.mdvu.org/library/dosingtables/btxb_adg.html. Updated 1.28.05. Accessed 11.30.06.

관련된 근육

큰모음근
긴모음근
짧은모음근

모아진 넓적다리

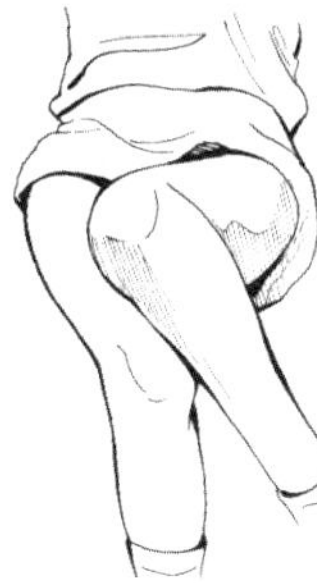

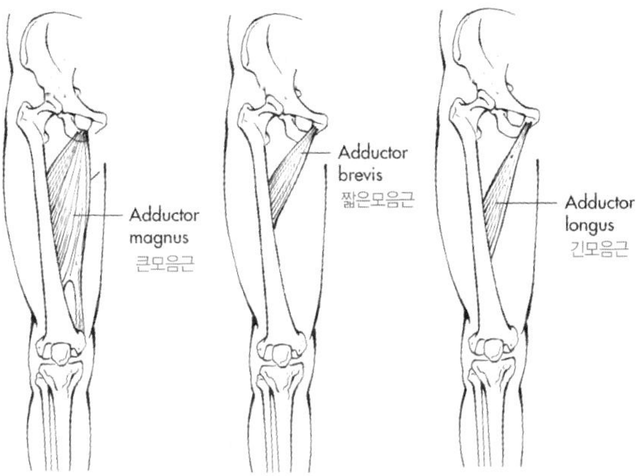

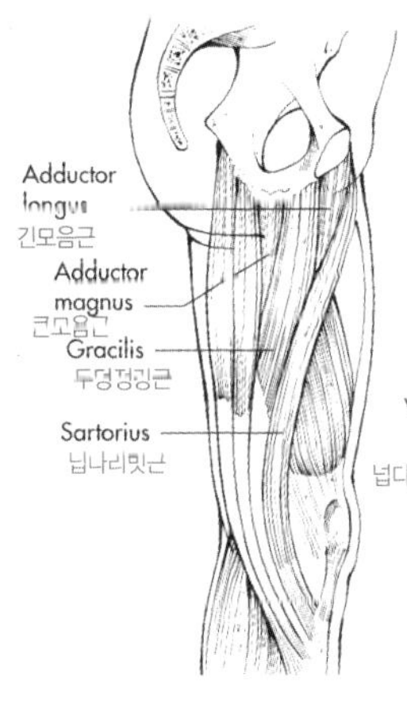

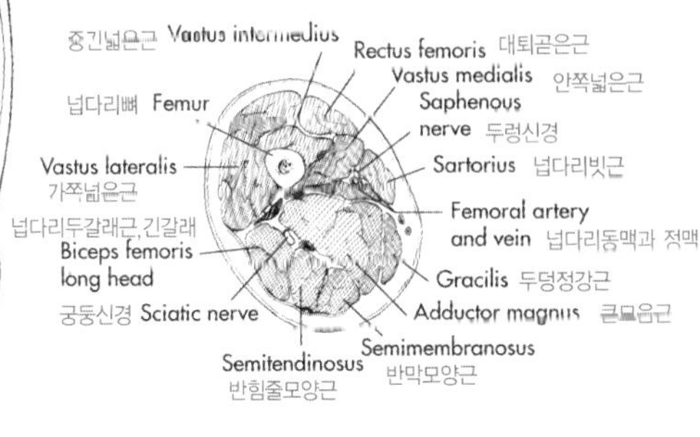

굽혀진 무릎 주사용량			
	보톡스 (BTX-A) 단위[1]	마이아블록 (BTX-B) 단위[2]	근육당 주사 부위
내측 넙다리뒤근육군 (Medial hamstrings)	100 50-200	2,500-7,500	2-4
장딴지근(Gastrocnemius) (무릎굽힘근)	125 50-150	3,000-7,500	2-4
외측 넙다리뒤근육군 (Lateral hamstrings)	100 75-200	2,500-7,500	2-4
희석	100U/4cc	희석, p.xxvii 참조	
EMG 바늘	25G,50mm		

소아용량은 89쪽 참조

주사 요령	
내측 넙다리뒤근육군	궁둥뼈결절(ischial tuberosity)과 정강뼈의 내측관절융기 사이에 근육의 중앙부위가 있다.
장딴지근 (무릎굽힘근)	다리오금에서 발뒤꿈치쪽으로 1/4지점에 근육의 중앙부위가 있다.
외측 넙다리뒤근육군	궁둥뼈결절의 바깥쪽과 종아리뼈머리 사이에 근육의 중앙부위가 있다.

기준 용량[1,2]			
	BTX-A	BTX-B	초기 용량
내원시 최대 신체용량	400-600	10,000-15,000	최대 용량의 50% 미만
주사부위별 최대 용량 또는 부피	0.5-1.0mL	2,500U	

참고문헌

1. MDVU. MD Virtual University, We Move. BTX-A Adult Dosing Guidelines. Management of Spasticity with Botulinum Toxin Type A(Botox). Edition 3.0. Revised August 2005.
2. MDVU. MD Virtual University. BTX-B Adult Dosing Guidelines. Edition 1.0, Botulinum Toxin Type B(Myobloc). At http://www.mdvu.org/library/dosingtables/btxb_adg.html. Updated 1.28.05. Accessed 11.30.06.

관련된 근육

내측 넙다리뒤근육군
외측 넙다리뒤근유군
장딴지근

굽혀진 무릎

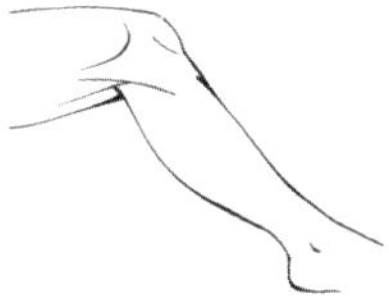

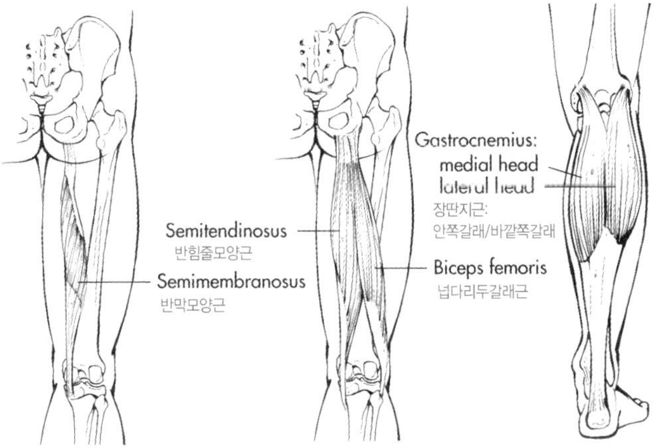

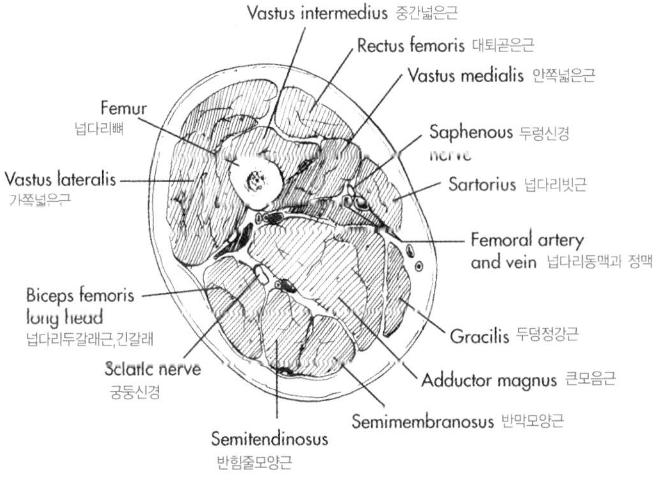

신장(경직)된 무릎 주사용량			
	보톡스 (BTX-A) 단위[1]	마이아블록 (BTX-B) 단위[2]	근육당 주사 부위
넙다리근 (Quadriceps mechanism)	100 50-300	5,000-7,500	2-6
희석	100U/4cc	희석, p.xxvii 참조	
EMG 바늘	25G,50mm		

소아용량은 89쪽 참조

주사 요령	
중간넓은근	위앞엉덩뼈가시와 무릎뼈사이에 근육의 중간부위가 있다. 중간넓은근은 종종 간과되기 쉬워 무릎신장의 주요 원인이 될 수 있다.
넙다리곧은근	위앞엉덩뼈가시와 무릎뼈의 중간지점에 근육의 중간부위가 있다. 고관절 굽힘이 약화된 환자는 넙다리곧은근을 관절 굽힘근으로 생각하고 용량을 조절할 수 있다.
안쪽넓은근	두덩결합과 무릎관절의 안쪽 사이에 근육의 중간부위가 있다.
바깥쪽넓은근	큰돌기(greater trochanter)와 무릎뼈사이에 근육의 중간부위가 있다.

기준 용량[1,2]			
	BTX-A	BTX-B	초기 용량
내원시 최대 신체용량	400-600	10,000-15,000	최대 용량의 50% 미만
주사부위별 최대 용량 또는 부피	0.5-1.0mL	2,500U	

참고문헌

1. MDVU. MD Virtual University, We Move. BTX-A Adult Dosing Guidelines. Management of Spasticity with Botulinum Toxin Type A(Botox). Edition 3.0. Revised August 2005.

2. MDVU. MD Virtual University. BTX-B Adult Dosing Guidelines. Edition 1.0, Botulinum Toxin Type B(Myobloc). At http://www.mdvu.org/library/dosingtables/btxb_adg.html. Updated 1.28.05. Accessed 11.30.06.

관련된 근육

중간넓은근
넙다리곧은근
안쪽넓은근
바깥쪽넓은근

신장(경직)된 무릎

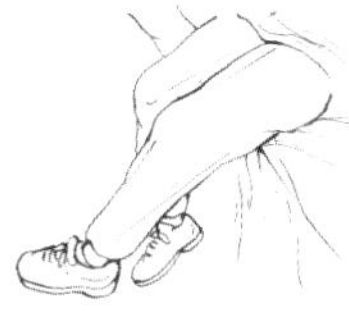

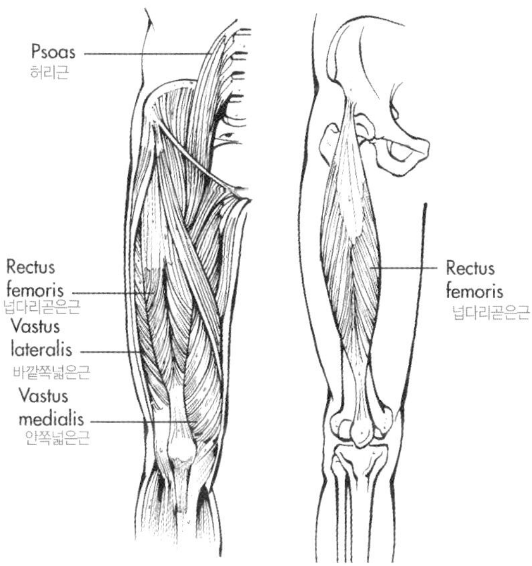

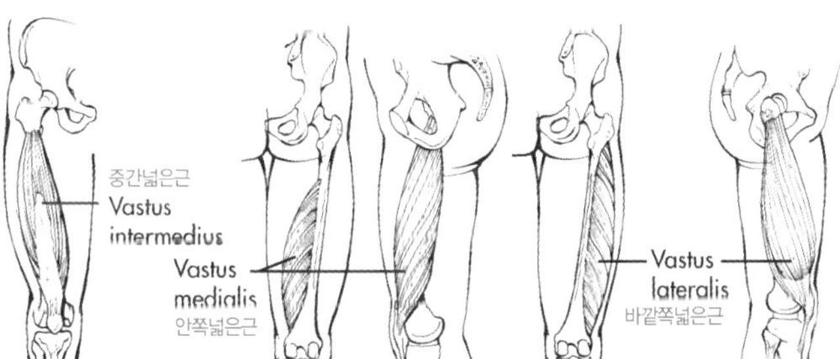

내반첨족 1 주사용량			
	보톡스 (BTX-A) 단위[1]	마이아블록 (BTX-B) 단위[2]	근육당 주사 부위
가자미근 (Soleus)	100 50-200	2,500-5,000	1-3
장딴지근 (Gastrocnemius)	100 50-250	3,000-7,500	2-4
긴발가락굽힘근 (Flexor digitorum longus)	75 50-100	2,500-5,000	1-2
뒤정강근 (Tibialis posterior)	75 50-150	3,000-7,500	1-3
희석	100U/4cc	희석, p.xxvii 참조	
EMG 바늘	25G, 50mm		
보조도구(guidance)	EMG		

소아용량은 89쪽 참조

주사 요령	
가자미근	내측 또는 외측 접근 : 발뒤꿈치에서 다리오금쪽으로 2/3지점에 주입한다.
장딴지근	다리오금에서 발뒤꿈치쪽으로 1/4지점에 근육의 중앙부위가 있다.
긴발가락굽힘근	발뒤꿈치에서 다리오금쪽으로 1/3에서 1/2되는 지점, 정강뼈 바로 뒤에 근육의 중앙부위가 있다.
뒤정강근	내측 접근 : 발뒤꿈치와 다리오금 사이로 주입한다. 종아리뼈 사이막 뒤에 있다. 이러한 접근으로 뼈사이막 근처의 신경과 혈관을 피할 수 있다.

참고문헌

1. MDVU. MD Virtual University, We Move. BTX-A Adult Dosing Guidelines. Management of Spasticity with Botulinum Toxin Type A(Botox). Edition 3.0. Revised August 2005.

2. MDVU. MD Virtual University. BTX-B Adult Dosing Guidelines. Edition 1.0, Botulinum Toxin Type B(Myobloc). At http://www.mdvu.org/library/dosingtables/btxb_adg.html. Updated 1.28.05. Accessed 11.30.06.

관련된 근육

가자미근
장딴지근
긴발가락굽힘근
뒤정강근
앞정강근
짧은발가락굽힘근
긴엄지굽힘근(flexor hallucis longus)

내반첨족 1

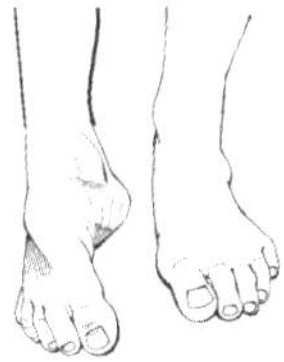

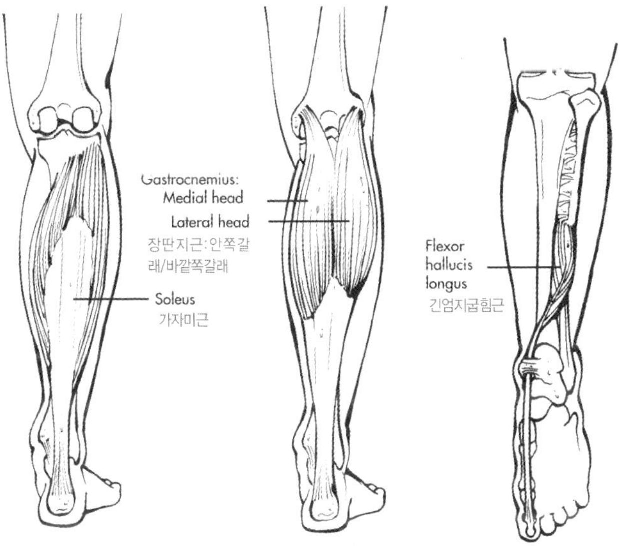

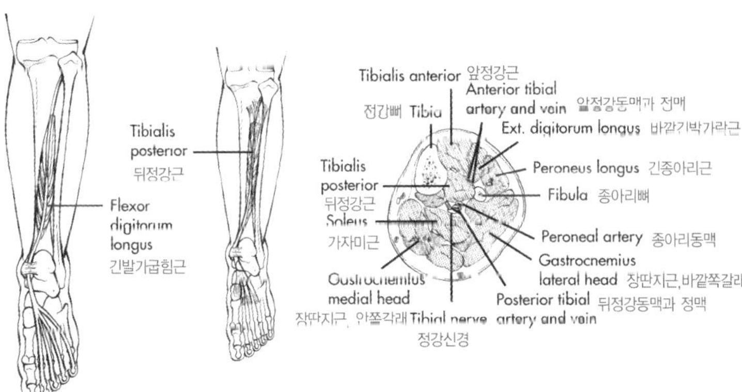

내반첨족 2 주사용량			
	보톡스 (BTX-A) 단위[1]	마이오블록 (BTX-B) 단위[2]	근육당 주사 부위
앞정강근	50 50-150	2,500-5,000	1-3
희석	100U/4cc	희석, p.xxvii 참조	
EMG 바늘	25G,50mm		
보조도구(guidance)	EMG/E-stim/U/S/fluoro		

소아용량은 89쪽 참조

주사 요령	
앞정강근	무릎뼈에서 발목쪽으로 1/3지점, 뼈사이막과 종아리뼈 위에 근육의 중간부위가 있다.

기준 용량[1,2]			
	BTX-A	BTX-B	초기 용량
내원시 최대 신체용량	400-600	10,000-15,000	최대 용량의 50% 미만
주사부위별 최대 용량 또는 부피	0.5-1.0mL	2,500U	

참고문헌

1. MDVU. MD Virtual University, We Move. BTX-A Adult Dosing Guidelines. Management of Spasticity with Botulinum Toxin Type A(Botox). Edition 3.0. Revised August 2005.
2. MDVU. MD Virtual University. BTX-B Adult Dosing Guidelines. Edition 1.0, Botulinum Toxin Type B(Myobloc). At http://www.mdvu.org/library/dosingtables/btxb_adg.html. Updated 1.28.05. Accessed 11.30.06.

관련된 근육

가자미근
장딴지근
긴발가락굽힘근
뒤정강근
앞정강근
짧은발가락굽힘근
긴엄지굽힘근(flexor hallucis longus)

내반첨족 2

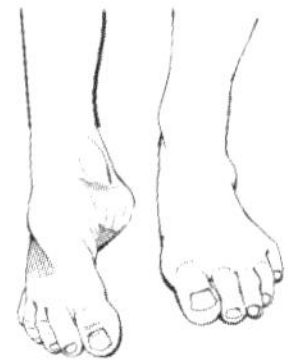

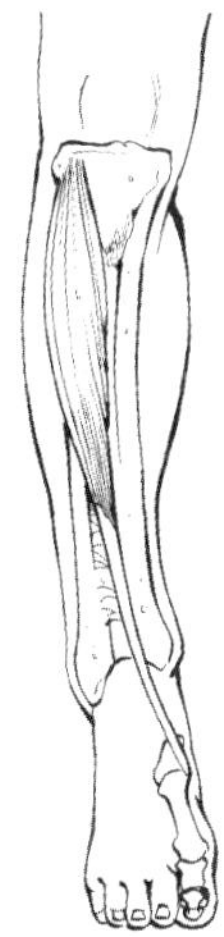

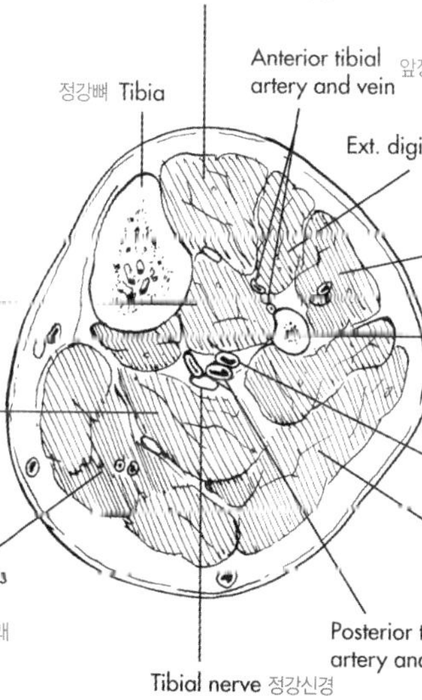

내반첨족 3 주사용량			
	보톡스 (BTX-A) 단위[1]	마이아블록 (BTX-B) 단위[2]	근육당 주사 부위
짧은발가락굽힘근 (Flexor digitorum brevis)	25 20-40	2,500-5,000	1-2
긴엄지굽힘근 (Flexor hallucis longus)	50 25-75	1,500-3,500	1-2
희석	100U/4cc	희석, p.xxvii 참조	
EMG 바늘	25G,50mm		
보조도구(guidance)	EMG/E-stim/U/S/fluoro		

소아용량은 89쪽 참조

주사 요령	
짧은발가락굽힘근	발바닥 중앙에 근육의 중간부위가 있다. 내반첨족 그림에서 보듯이, 발목의 움직임에는 영향을 미치지 않는다.
긴엄지굽힘근	아킬레스건 바깥쪽, 발뒤꿈치에서 다리오금쪽으로 1/3지점, 종아리뼈 위로 주입한다.

기준 용량[1,2]			
	BTX-A	BTX-B	초기 용량
내원시 최대 신체용량	400-600	10,000-15,000	최대 용량의 50% 미만
주사부위별 최대 용량 또는 부피	0.5-1.0mL	2,500U	

참고문헌

1. MDVU. MD Virtual University, We Move. BTX-A Adult Dosing Guidelines. Management of Spasticity with Botulinum Toxin Type A(Botox). Edition 3.0. Revised August 2005.
2. MDVU. MD Virtual University. BTX-B Adult Dosing Guidelines. Edition 1.0, Botulinum Toxin Type B(Myobloc). At http://www.mdvu.org/library/dosingtables/btxb_adg.html. Updated 1.28.05. Accessed 11.30.06.

관련된 근육

가자미근
장딴지근
긴발가락굽힘근
뒤정강근
앞정강근
짧은발가락굽힘근
긴엄지굽힘근(flexor hallucis longus)

내반첨족 3

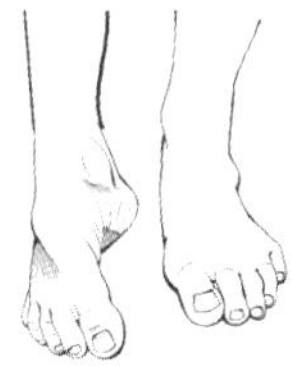

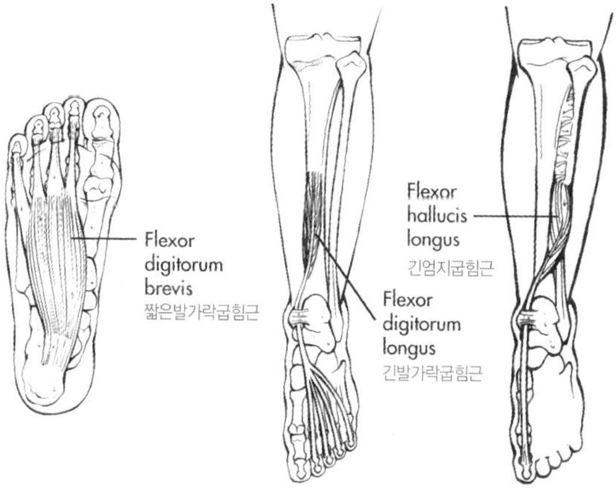

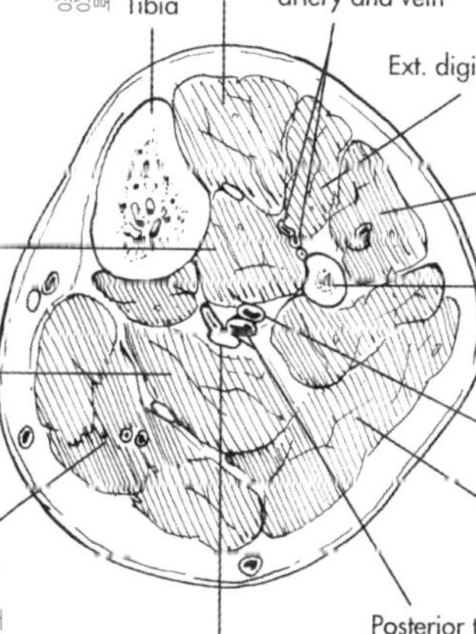

외반족 1 주사용량			
	보톡스 (BTX-A) 단위*[1,2]	마이아블록 (BTX-B) 단위*[3]	근육당 주사 부위
긴종아리근 (Peroneus longus)	50 35-85	2,500-5,000	1-2
짧은종아리근 (Peroneus brevis)	40 40-70	2,500-5,000	1-2
희석	100U/4cc	희석, p.xxvii 참조	
EMG 바늘	25G,50mm		
보조도구(guidance)	EMG/E-stim/U/S		

소아용량은 89쪽 참조

주사 요령	
긴종아리근	종아리뼈 바깥쪽의 상부 1/3지점에 근육의 중간부위가 있다.
짧은종아리근	종아리뼈 바깥쪽의 하부 1/3지점에 근육의 중간부위가 있다.

기준 용량[1,3]			
	BTX-A	BTX-B	초기 용량
내원시 최대 신체용량	400-600	10,000-15,000	최대 용량의 50% 미만
주사부위별 최대 용량 또는 부피	0.5-1.0mL	2,500U	

참고문헌

1. MDVU. MD Virtual University, We Move. BTX-A Adult Dosing Guidelines. Management of Spasticity with Botulinum Toxin Type A(Botox). Edition 3.0. Revised August 2005.
2. MDVU. MD Virtual University, We Move. BTX-A Adult Dosing Guidelines. Management of Spasticity with Botulinum Toxin Type A(Botox). Edition 2.0. Revised August 2005.
3. MDVU. MD Virtual University. BTX-B Adult Dosing Guidelines. Edition 1.0, Botulinum Toxin Type B(Myobloc). At http://www.mdvu.org/library/dosingtables/btxb_adg.html. Updated 1.28.05. Accessed 11.30.06.

관련된 근육

긴종아리근
짧은종아리근
장딴지근
가자미근

외반족 1

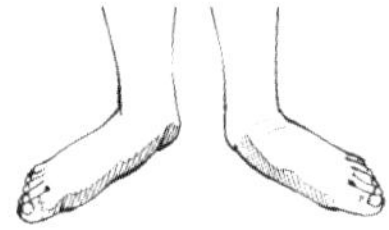

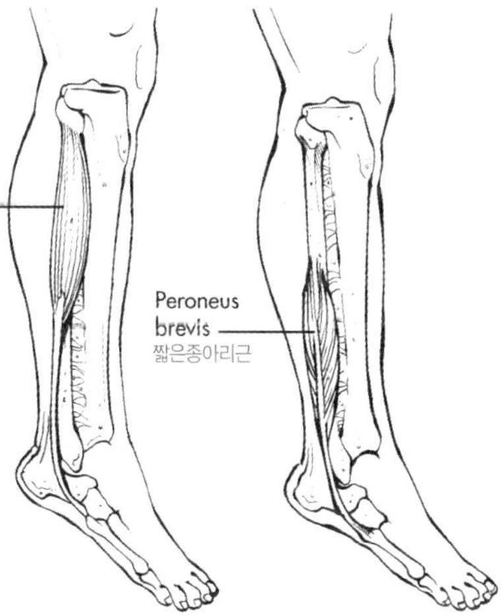

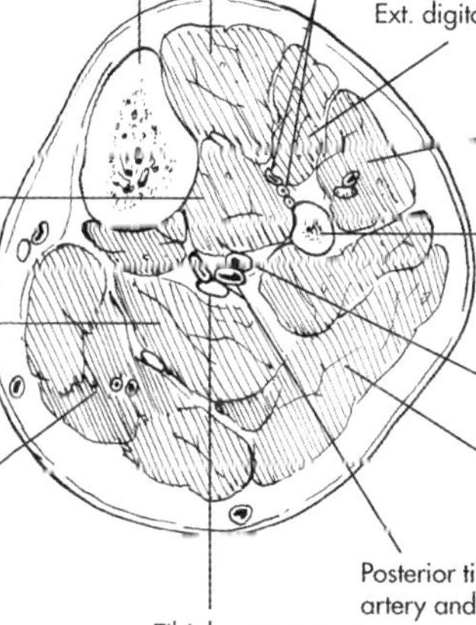

외반족 2 주사용량			
	보톡스 (BTX-A) 단위*1	마이아블록 (BTX-B) 단위*2	근육당 주사 부위
장딴지근 (Gastrocnemius)	100 50-200	3,000-7,500	2-4
가자미근 (Soleus)	100 50-200	2,500-5,000	1-3
희석	100U/4cc	희석, p.xxvii 참조	
바늘	25G,50mm		

*내반첨족 용량

주사 요령	
장딴지근	다리오금에서 발뒤꿈치쪽으로 1/4지점에 근육의 중앙부위가 있다.
가자미근	내측 또는 외측 접근 : 발뒤꿈치에서 다리오금쪽으로 2/3지점에 주입한다. 장딴지근을 통해 접근할 수도 있다.
긴발가락굽힘근	내측 접근 : 발뒤꿈치에서 다리오금쪽으로 1/3되는 지점으로 주입한다.

기준 용량[1,3]			
	BTX-A	BTX-B	초기 용량
내원시 최대 신체용량	400-600	10,000-15,000	최대 용량의 50% 미만
주사부위별 최대 용량 또는 부피	0.5-1.0mL	2,500U	

참고문헌

1. MDVU. MD Virtual University, We Move. BTX-A Adult Dosing Guidelines. Management of Spasticity with Botulinum Toxin Type A(Botox). Edition 3.0. Revised August 2005.
2. MDVU. MD Virtual University. BTX-B Adult Dosing Guidelines. Edition 1.0, Botulinum Toxin Type B(Myobloc). At http://www.mdvu.org/library/dosingtables/btxb_adg.html. Updated 1.28.05. Accessed 11.30.06.

관련된 근육

긴종아리근
짧은종아리근
장딴지근
가자미근

외반족 2

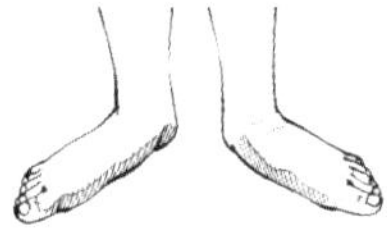

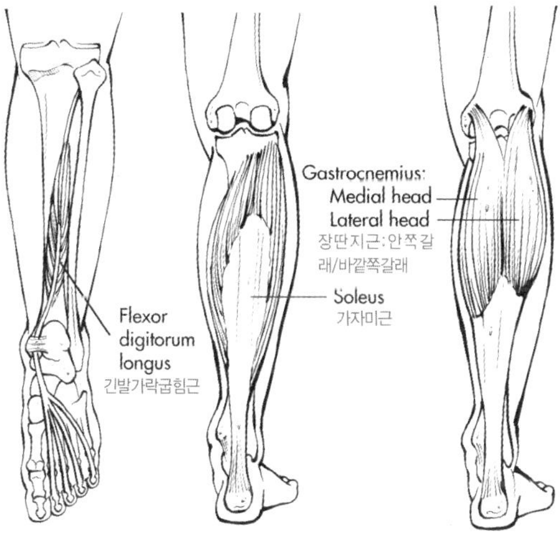

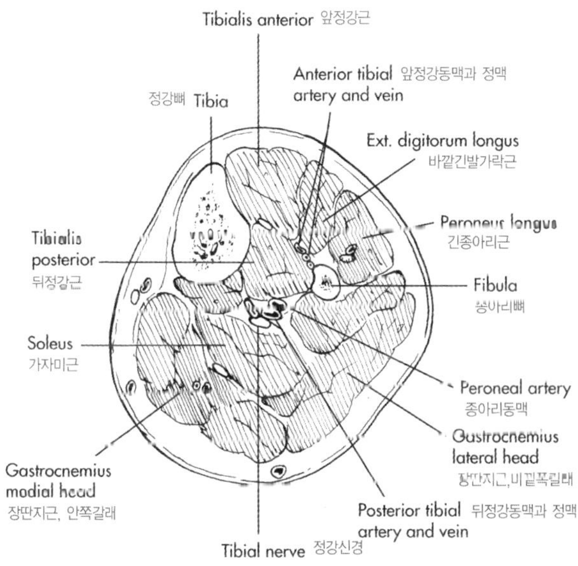

Striatal Toe 주사용량			
	보톡스 (BTX-A) 단위[1]	마이아블록 (BTX-B) 단위[2]	근육당 주사 부위
긴엄지폄근 (Extensor hallucis longus)	50 20-100	2,000-4,000	1-2
희석	100U/4cc	희석, p.xxvii 참조	
바늘	27G,37mm / 25G,50mm		
보조도구(guidance)	EMG/E-stim/U/S		

소아용량은 89쪽 참조

주사 요령	
긴엄지폄근	전방 접근 : 발목에서 무릎뼈쪽으로 1/3 지점, 뼈사이막 위로 주입한다.

기준 용량[1,2]			
	BTX-A	BTX-B	초기 용량
내원시 최대 신체용량	400-600	10,000-15,000	최대 용량의 50% 미만
주사부위별 최대 용량 또는 부피	0.5-1.0mL	2,500U	

참고문헌

1. MDVU. MD Virtual University, We Move. BTX-A Adult Dosing Guidelines. Management of Spasticity with Botulinum Toxin Type A(Botox). Edition 3.0. Revised August 2005.

2. MDVU. MD Virtual University. BTX-B Adult Dosing Guidelines. Edition 1.0, Botulinum Toxin Type B(Myobloc). At http://www.mdvu.org/library/dosingtables/btxb_adg.html. Updated 1.28.05. Accessed 11.30.06.

관련된 근육

긴엄지폄근

Striatal Toe
(Hitchhiker's Great Toe)

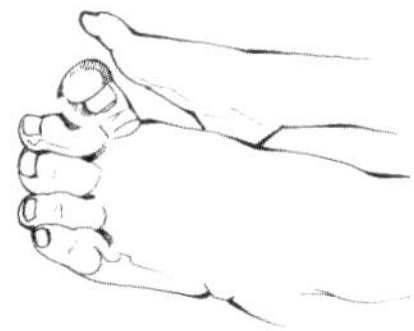

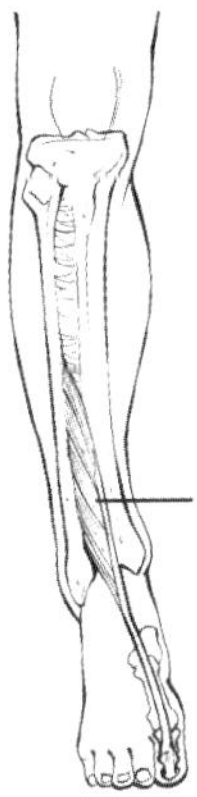

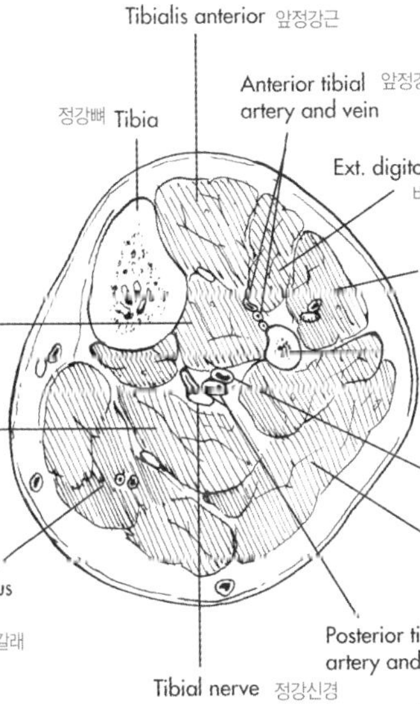

굽혀진 발가락 주사용량			
	보톡스 (BTX-A) 단위*1	마이아블록 (BTX-B) 단위*2	근육당 주사 부위
짧은발가락굽힘근 (Flexor digitorum brevis)	25 20-40	1,000-2,500† 2,500-5,000	1
긴발가락굽힘근 (Flexor digitorum longus)	75 50-100	2,500-5,000	1-3
긴엄지굽힘근 (Flexor hallucis longus)	50 25-75	1,500-3,500	1-2
희석	100U/4cc	희석, p.xxvii 참조	
바늘	25G,50mm		
보조도구(guidance)	EMG/E-stim/U/S		

*내반첨족 용량

†저자 추천

주사 요령	
짧은발가락굽힘근	발바닥 가운데에 근육의 중앙부위가 있다.
긴발가락굽힘근	발뒤꿈치에서 다리오금쪽으로 1/3에서 1/2지점, 정강이뼈 바로 뒤에 근육의 중앙부위가 있다.
긴엄지굽힘근	발뒤꿈치에서 다리오금쪽으로 1/3지점, 종아리뼈 위, 아킬레스건 바깥쪽으로 주입한다.

기준 용량[1,2]			
	BTX-A	BTX-B	초기 용량
내원시 최대 신체용량	400-600	10,000-15,000	최대 용량의 50% 미만
주사부위별 최대 용량 또는 부피	0.5-1.0mL	2,500U	

참고문헌

1. MDVU. MD Virtual University, We Move. BTX-A Adult Dosing Guidelines. Management of Spasticity with Botulinum Toxin Type A(Botox). Edition 3.0. Revised August 2005.

2. MDVU. MD Virtual University. BTX-B Adult Dosing Guidelines. Edition 1.0, Botulinum Toxin Type B(Myobloc). At http://www.mdvu.org/library/dosingtables/btxb_adg.html. Updated 1.28.05. Accessed 11.30.06.

관련된 근육

짧은발가락굽힘근
긴발기락굽힘근
긴엄지굽힘근

굽혀진 발가락

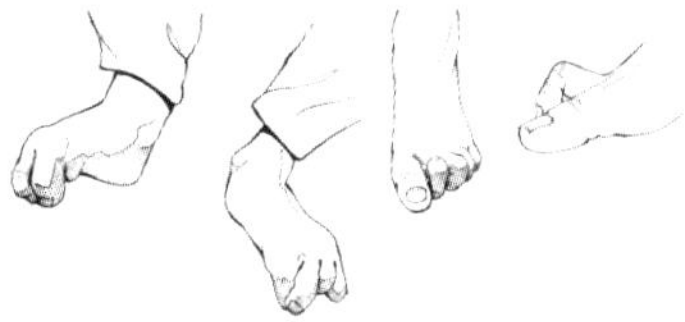

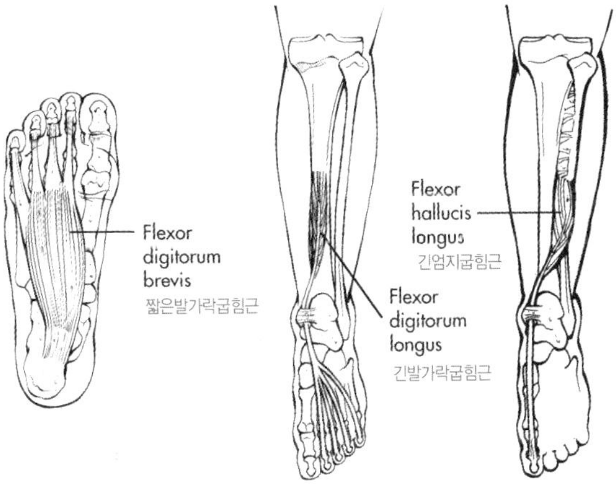

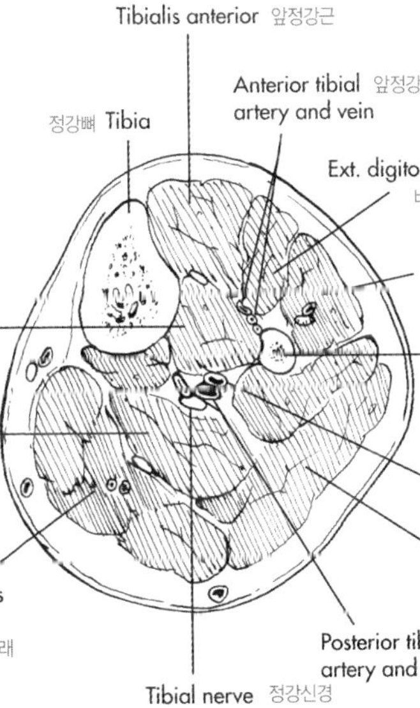

최신 안전 정보

이 책을 쓸 때 즈음, 미 FDA는 보툴리눔 독소 A, B의 지속적인 안전성 평가에 대한 조기보도물을 발행했다. FDA가 발행한 보고서에는 FDA가 승인 혹은 비승인한 방법으로 보툴리눔 독소 A, B를 사용한 후 나타난 호흡 부전과 사망 등의 전신부작용이 포함되어 있다. 보고서의 증상은, 보툴리눔 독소가 주사부위를 넘어 전신으로 퍼졌을 때 나타나는 보톨리눔 독소증으로 의심된다. 가장 심한 경우는 병원에 입원을 하고 사망에 이르기까지 했으며, 대부분은 뇌성마비로 인한 사지경직 치료를 받은 소아에게서 나타났다. 소아나 성인의 사지경직(팔과 다리의 심한 연축)을 보툴리눔 독소로 치료하는 방법은 아직 미국에서 승인받지 못했다.

16세 미만 소아에서 보툴리눔 독소증의 경우에, 위급식튜브와 호흡보조(ventilatory support)까지 필요할 정도의 연하 곤란과 호흡부전의 증상을 나타냈다고 한다. 이러한 케이스들 중에는 뇌성마비로 인한 사지경직의 치료에 보톡스를 사용한 사례가 가장 많다. 보톡스 사용용량은 6.25–32U/kg이었고, 마이아 블록은 388–625U/kg이었다.

뇌성마비로 인한 사지경직이나 12세 미만 소아에 대해서는 보툴리눔 독소의 안전도, 효과, 용량이 확립되어 있지 않다. FDA가 평가를 마칠 때까지, 보툴리눔 독소를 의료용으로 사용하는 의료진은 다음을 기억해야 한다.

- 'Units' 또는 'U'로 나타내는 강도는 보툴리눔 독소 제품마다 다르다는 사실을 이해해야 한다. units으로 표현하는 한 제품의 임상적 용량을 다른 제품의 것과 비교할 수 없다.
- 보툴리눔 독소 주입후 나타나는 전신효과의 가능성에 주의해야 한다. : 연하곤란, 발성장애, 무기력, 호흡곤란이나 호흡부전
- 이러한 반응은 치료후 빠르면 1일, 늦으면 수주후에 나타날 수 있음을 이해해야 한다.
- 환자와 보호자에게, 주입 후 전신 효과의 증상을 감별할 수 있는 정보를 알려주어야 한다.
- 환자가 삼키거나 말하는데 점점 더 심한 어려움을 나타내거나, 숨쉬기 어렵고 근력 약화의 증상이 나타난다면 즉각 의료적 처치를 받아야 한다는 사실을 환자에게 알려준다.

출처 : FDA, 조기 보도물, 2008년 2월 8일
http://www.fda.gov/cder/drug/early_comm/botulinium_toxin.htm

하지에 대한 소아용량

	보톡스 (BTX-A) U/kg	근육당 주사부위
굽혀진 고관절		
엉덩근(Iliacus)	1-2	1
넙다리 곧은근(Rectus femoris)	3-5	2-3
모아진 넓적다리		
긴, 짧은, 큰 모음근 (Adductor Longus/Brevis/Magnus)	3-6	1-3
굽혀진 무릎		
내측 넙다리뒤근육근(Medial hamstrings)	3-8	3-4
장딴지근(Gastrocnemius)	3-6	2-4
외측 넙다리뒤근육근(Lateral hamstrings)	2-6	1-2
신장된 무릎		
넙다리근(Quadriceps mechanism)	3-6	2-4
내반첨족		
장딴지근(Gastrocnemius)	3-6	1-4
가자미근(Soleus)	2-3	1-2
뒤정강근(Tibialis posterior)	1-2	1
앞정강근(Tibialis anterior)	1-3	1
긴, 짧은 발가락굽힘근 (Flexor digitorum longus/brevis)	1-2	1
긴엄지굽힘근(Flexor hallucis longus)	1-2	1
Striatal toe		
긴엄지폄근(Extensor hallucis longus)	1-2	1

앞 페이지의 최신 안전정보와 다음 페이지의 소아용량을 참조하라.

참고문헌

1. MDVU. MD Virtual University, We Move. BTX-A Adult Dosing Guidelines. Management of Spasticity with Botulinum Toxin Type A(Botox). Edition 3.0. Revised August 2005

소아 용량
보톡스(BTX-A)[1]
내원시 최대 신체용량 : 16U/kg 또는 400U 이하. 성인용량은 60kg 이상의 소아에게 사용한다.
내원시 큰 근육당 최대 용량 : 6U/kg
내원시 작은 근육당 최대 용량 : 1-2U/kg
주사부위당 최대 용량 : 50U
부위당 최대 용적 : 1.0mL, 특정 상황은 예외
희석 : 바이얼당 1-5mL. 큰 근육에는 많이 희석할 수록 더 효과적이다.

CHAPTER 4

통증 증후군

- 목가슴(Cervicothoracic)/근막 통증
- 허리엉치(lumbosacral)/근막 통증
- 아래가슴문 증후군(Thoracic Outlet Syndrome)
- 궁둥구멍근 증후군(Piriformis Syndrome)
- 신경병성 피부통증(Neuropathic Cutaneous Pain)
- 외측상과염(Lateral Epicondylitis)

목가슴/근막통증 주사용량			
	보톡스 (BTX-A) 단위	마이아블록 (BTX-B) 단위	근육당 주사 부위
유발점(Trigger points)	20-25/유발점[1,2]	자료 부족	1-4
전체 용량	100[1]-257[3]*	5,000[4]-9,000[3,5]*	
희석	100U/1-4cc	희석, p.xxvii 참조	
바늘(+/-EMG)	30G-0.5in/25-27G EMG 바늘		

*평균 용량

주사 요령	
유발점/압통점	근육주사한다. 주사부위가 흉곽 깊숙이 있으면 기흉의 위험이 있다.

참고문헌

1. Freund BJ, Schwartz M. Treatment of cervical-associated headache with botulinum toxin A: a pilot study. Headache 2000;40(3):231-36
2. Graboski CL, Gray DS, Burnham RS. Botulinum toxin a versus bupivacaine trigger point injections for the treatment of myofacial pain syndrome: a randomized double blind crossover study. Pain 2005;118:170-75
3. Lang AL. A preliminary comparison of the efficacy and tolerability of botulinum toxin serotypes a and b in the treatment of myofacial pain syndrome: a retrospective, open-label chart review. Clin Ther 2003;25:2268-78
4. Nalamachu S.Treatment with botulinum toxin type B(Myobloc) injections in three patients with myofacial pain. Posterior presented at: American Academy of Pain Medicine 18th Annual Meeting; 2.26-3.3, 2002. San Francisco, CA.
5. Argoff CE. A focused review on the use of botulinum toxin for neuropathic pain. Clin J Pain 2007;18:5177-5181

관련된 근육

압통점

유발점

목가슴/근막통증

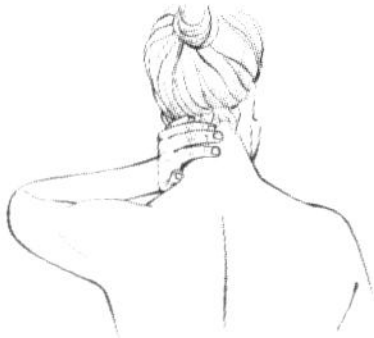

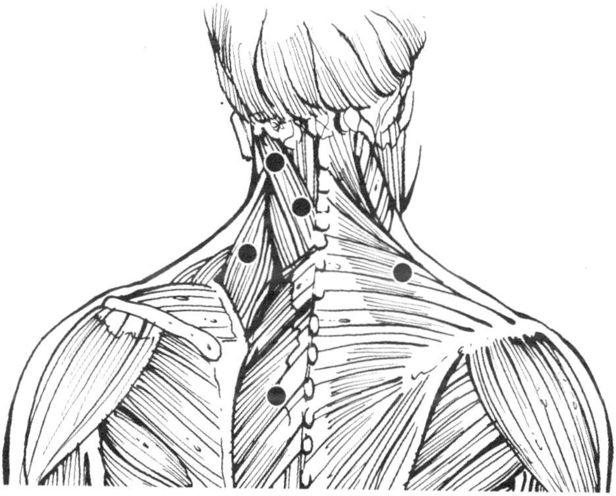

허리엉치/근막통증 주사용량		
	보톡스 (BTX-A) 단위[1]	마이아블록 (BTX-B) 단위[2]
통증부위의 척추주위 허리엉치근육	40/부위	1,250/부위
전체 용량	200	10,000
희석	100U/1-4cc	희석, p.xxvii 참조
바늘(+/-EMG)	30G-0.5in/25-27G/37-50mm	

주사 요령	
유발점/압통점	근육주사

참고문헌

1. Foster L, Clapp, Erickson M, Jabbari B. Botulinum toxin A and chronic low back pain. A randomized, double-blind study. Neurology 200;56:1290-93
2. Opida CL, Open-label study of Myobloc(botulinum toxin type B) in the treatment of patients with chronic low back pain. Poster presented at: International Conference 2002 Basic and Therapeutic Aspects of botulinum and tetanus toxin; June 8-11, 2002; Hannover, Germany

관련된 근육

압통점

유발점

허리엉치/근막통증

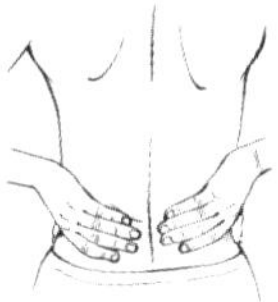

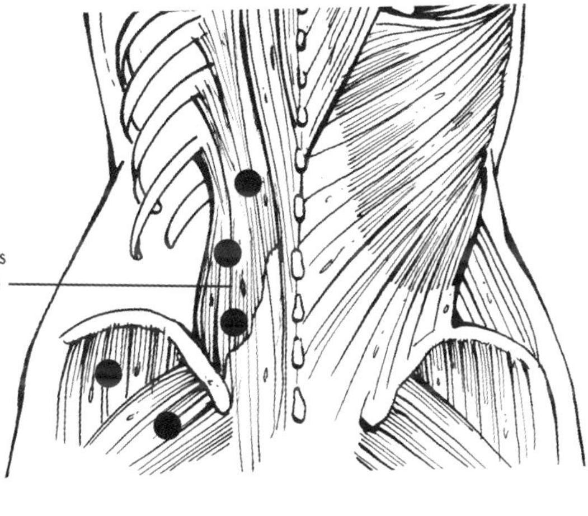

아래가슴문 증후군 주사용량			
	보톡스 (BTX-A) 단위[1]*	마이아블록 (BTX-B) 단위†	근육당 주사 부위
전사각근 (Anterior scalene)	12	목외굴(laterocollis)때 용량 1,000-3,000	1
중사각근(Middle scalene)	12		1
등세모근-동측 (Trapezius-ipsilateral)	76	편두통때 용량 625-1,000/쪽	
희석	100U/1cc	희석, p.xxvii 참조	
EMG 바늘 +/- U/S	27G, 37mm		

† 자료 부족으로 추천용량으로 사용하기에 부적합

*하나의 연구결과만 반영[1]

추가용량은 26쪽 목외굴의 치료법 이용

경부주사는 연하곤란증이라는 심각한 위험을 일으킬 수 있다.

주사 요령	
사각근	횡격신경이 전사각근의 앞가쪽면에 있기 때문에, 주사자는 해부학적 구조를 잘 알아야 한다. 외측 접근 : 빗장뼈에서 대략 두 손가락 폭만큼 위로 주입한다. 전사각근은 목빗근의 빗장뼈갈래 바로 뒤에 위치한다. 바늘을 천천히 넣고 방사통이 나타나면 제거한다. 후사각근은 등세모근 앞쪽 경계 바로 앞에 위치한다. 초음파나 투시검사로 도움을 받을 수 있다.
등세모근	근육주사한다. 주사부위가 흉곽 깊숙이 있으면 기흉의 위험이 있다.

참고문헌

1. Jordan SE, Ahn SS, Freischlag JA, et al. Selective botulinum chemo denervation of the scalene muscles for treatment of neurogenic thoracic outlet syndrome. Ann Vasc Surg 2000;14:365-69.

관련된 근육

전사각근
중사각근
동측 등세모근

아래가슴문 증후군

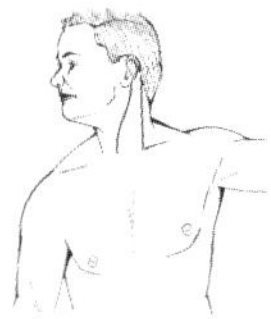

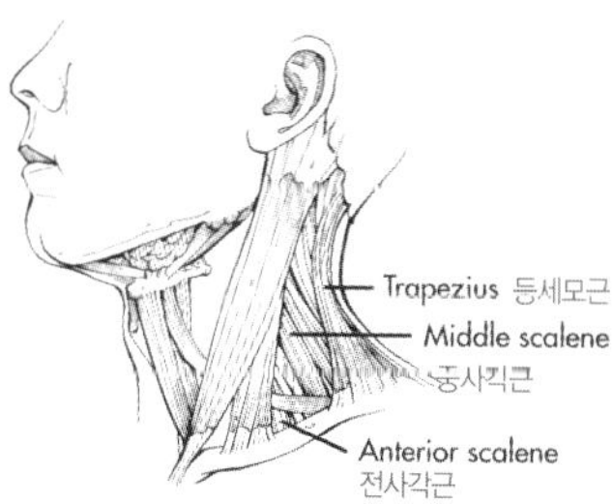

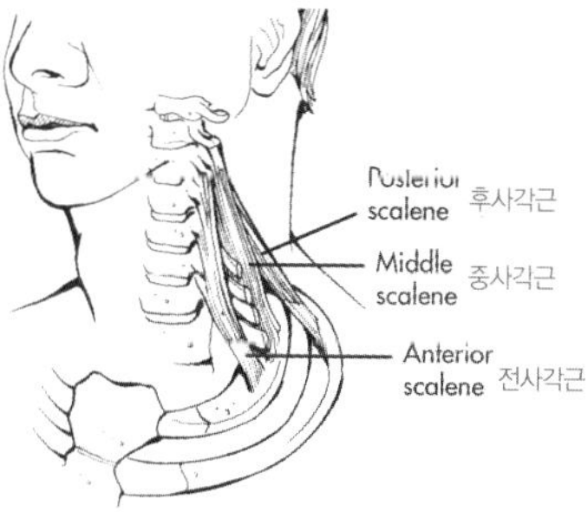

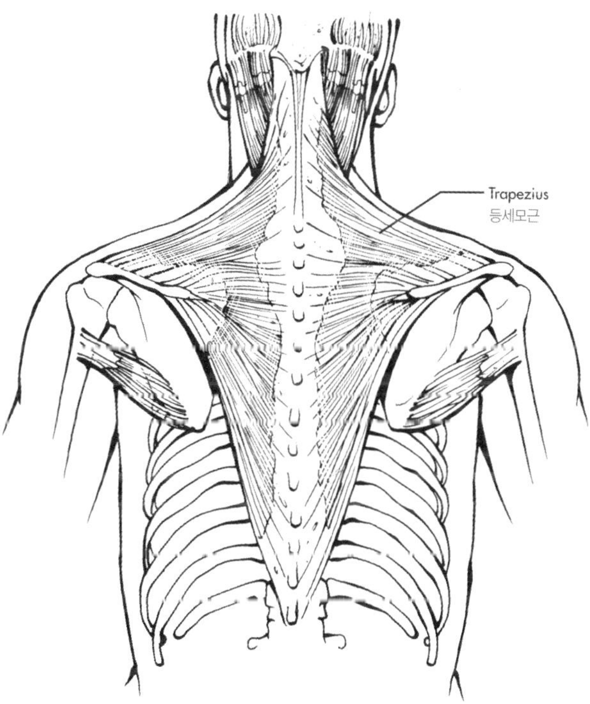

궁둥구멍근 증후군 주사용량			
	보톡스 (BTX-A) 단위[1,2]	마이아블록 (BTX-B) 단위[3]	근육당 주사 부위
궁둥구멍근 (Pyriformis muscle)	100–200	2,500–5,000* 5,000	1
희석	100U/1cc	희석, p.xxvii 참조	
EMG 바늘	22G, 75mm		

*저자 추천용량

주사 요령	
궁둥구멍근	Fishman 용법[3] : 큰돌기(greater trochanter)에서 엉덩이의 가장 압통이 심한부위 쪽으로 1/3지점에 주사한다. 환자를 옆으로 뉘운 채, 바늘의 방향은 배꼽을 향하게 한다. 이 방법으로는 운동점에 주사해야 하며, 신경–근육 연결부위에 주사해서는 안 된다[4]. 다리를 외회전시키면 궁둥구멍근이 움직이게 된다. 초음파나 투시검사를 사용하면 정확한 위치를 찾을 수 있을 것이다.

참고문헌

1. Childers MK, Wilson DJ, Gnatz SM, et al. Botulinum toxin type a use in piriformis syndrome. A pilot study. Am J Phys Med Rehabil 2002;81:751-59.
2. Fishman LM, Anderson C, Rosner B. Botox and physical therapy in the treatment of piriformis syndrome. Am J Phys Med Rehabil 2002;81:936-42.
3. Fishman LM, Dombi GW, Michaelsen C, et al.
4. Lang AM. Botulinum toxin type b in piriformis syndrome. Am J Phys Med Rehabil 2004;83:198-202.

관련된 근육
궁둥구멍근

궁둥구멍근 증후군

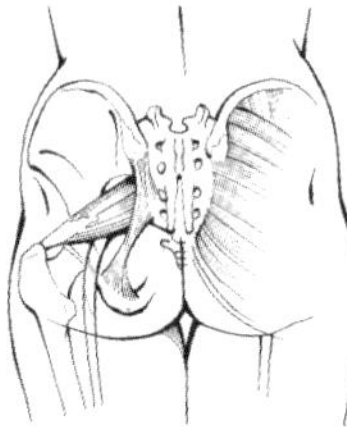

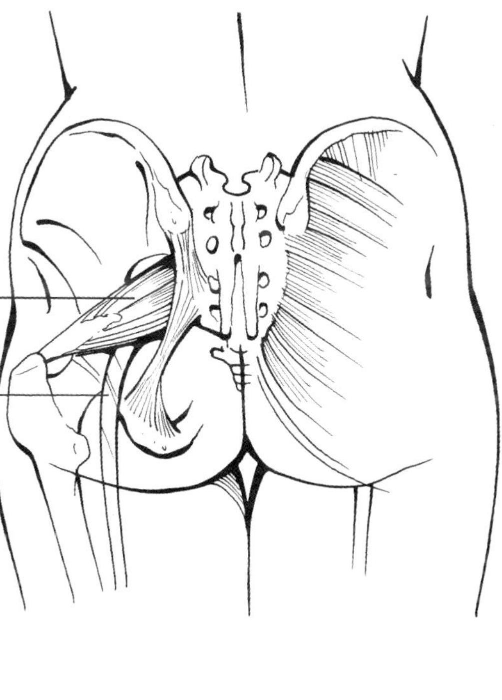

신경병성 피부통증 주사용량			
	보톡스 (BTX-A) 단위[1]	마이아블록 (BTX-B) 단위[3]	주사 부위
부위당 피하주사	2.5–5.0* 5.0	62.5U	2–3cm 떨어져서
전체 용량	100–200	5,000–10,000	
희석	100U/2–4cc NS 1cc주사기에 분배	희석, p.xxvii 참조	
바늘	30G, 0.5in		

*저자 추천용량

주사 요령	
피하 주사	피부 표면에 대해 약 45도로 바늘을 주입하며, 바늘끝경사면(bevel)은 역류를 막기 위해 위로 향하게 한다.

참고문헌

1. Freund B, Schwartz M. Subcutaneous BTX-A in the treatment of neuropathic pain: a pilot study. Presented at the 38th interagency Botulism Research Coordinating Committee Meeting, October, 17-19, 2001.
2. Easton MD, Wittekindt C, Liu WC, et al. Botulinum toxin A for neuropathic pain after neck dissection: a dose-finding study.

관련된 근육

피부내/피하 주사

신경병성 피부통증

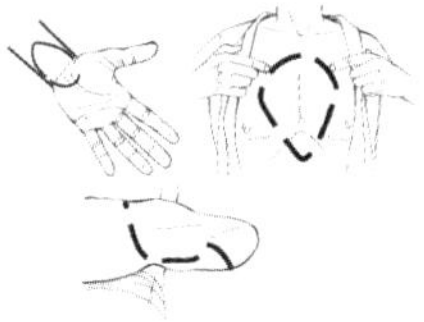

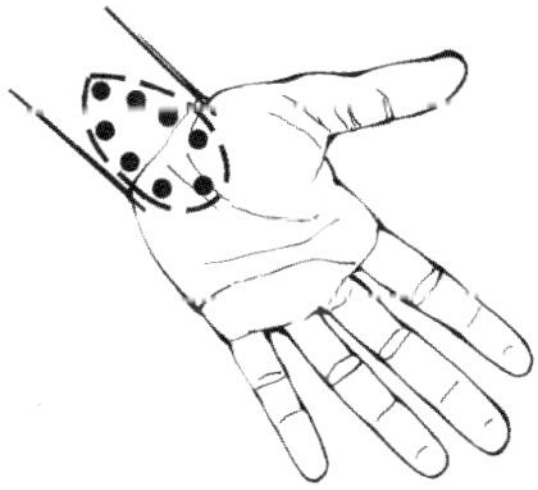

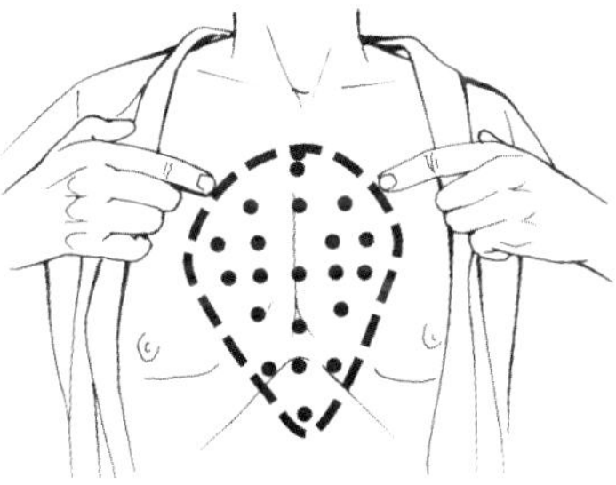

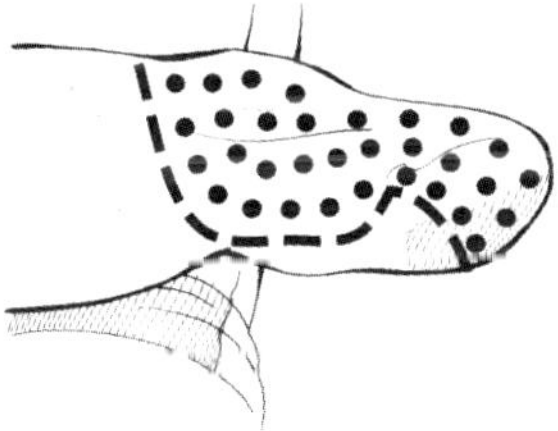

외측상과염 주사용량		
	보톡스 (BTX-A) 단위[1]	근육당 주사부위
외측상과(Lateral epicondyle)	50*	1
희석	100U/4cc	
바늘	27G, 37mm	

*Dysport(BTX-A) 60U, Wong et al.

주사 요령	
주사 부위	외측상과의 가장 압통이 심한 부분에서 5cm 떨어진 곳 중, 손목중앙부와 일직선에 있는 부위에 근육주사한다. 바늘은 상완 근막깊이 주입한다[1]. 근육주사/피하주사는 외측상과 외측으로 1cm 떨어진 곳에서 압통점을 향해 주입한다[2].
부작용	손가락 마비나 손가락폄근이 약해질 수 있어서, 하나 혹은 그 이상의 손가락을 완전히 펴지 못할 수 있다.

참고문헌

1. Hayton MJ, Santini AJA, Hughes PJ, et al. Botulinum toxin injection in the treatment of tennis elbow. J Bone Joint Surg 2005:67-A:503-07.
2. Wong SM, Hul ACF, Tong P-Y, et al. Treatment of lateral epicondylitis with botulinum toxin. A randomized, double blind, placebo-controlled trial. Ann intern Med 2005; 143:793-98.(Dystort, Beaufour Ipsen International)

관련된 근육

외측상과 부위

외측상과염

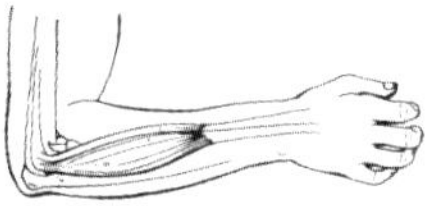

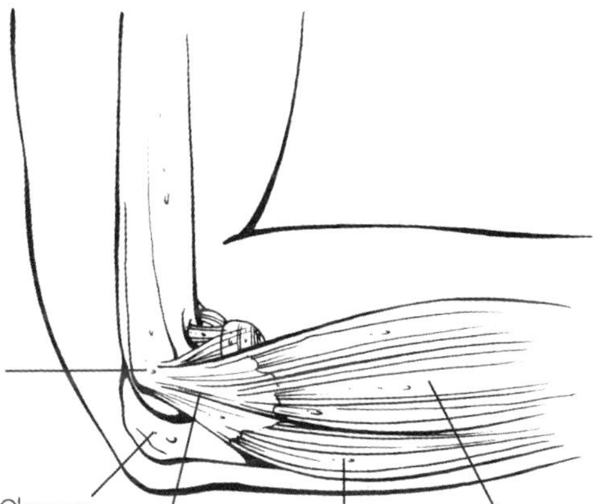

CHAPTER 5

다한증

- 이마/두피
- 겨드랑이
- 손바닥
- 사지절단부 (Residual limb)
- 발
- 신경차단-손
- 신경차단-발

이마/두피 주사용량			
	보톡스 (BTX-A) 단위[1]	마이아블록 (BTX-B) 단위[1]	주사 부위
이마/두피	1.25-2.5U/부위*	37.5*U/부위	2cm 간격 /10부위
희석	100U/4cc NS 1cc주사기에 분배 =2.5U/0.1cc =1.25U/0.05cc	비희석: =250U/0.05cc 희석: 2,500U+2ccNS =50U/0.05cc 1cc주사기에 분배 희석, p.xxvii 참조	
바늘	30G, 0.5in		

*저자 접근법: 최저용량에서 시작

주사 요령	
피부내 주사 (Intradermal injection)	주사할 부위를 1-2cm 간격의 격자점 모양으로 표시한다. 눈썹에서 2.5cm 정도 위로 떨어진 곳에 표시한다. 피부내주사(깊이 1~2mm). 바늘은 피부와 45도 각도로 유지하고, 역류를 막기 위해 바늘끝경사면은 위를 향하게 한다. 영구반점이 되지 않도록, 잉크 위에는 주사하지 않으며, 주사후에는 알코올로 닦아준다. 비스듬히 눕게 하면 눈썹쪽으로 새어나가는 것을 최소화할 수 있다.
잠재적 합병증	주사부위의 감각소실 주름 소실 주사부위가 눈썹에 지나치게 가까울 경우 눈썹이나 눈꺼풀 처짐

관련된 부위

피부내 주사

이마/두피

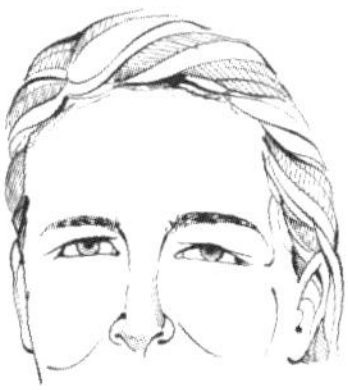

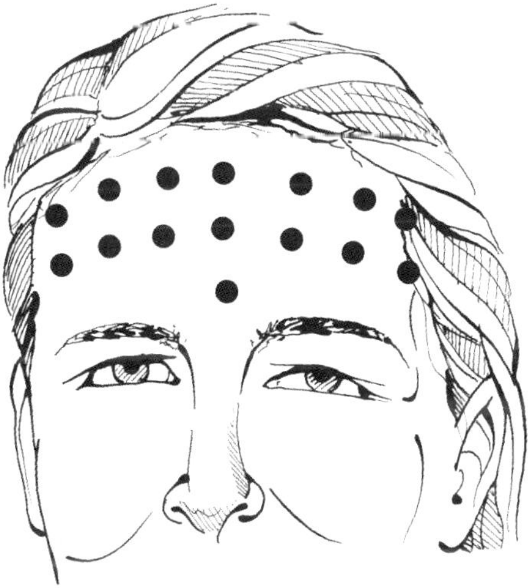

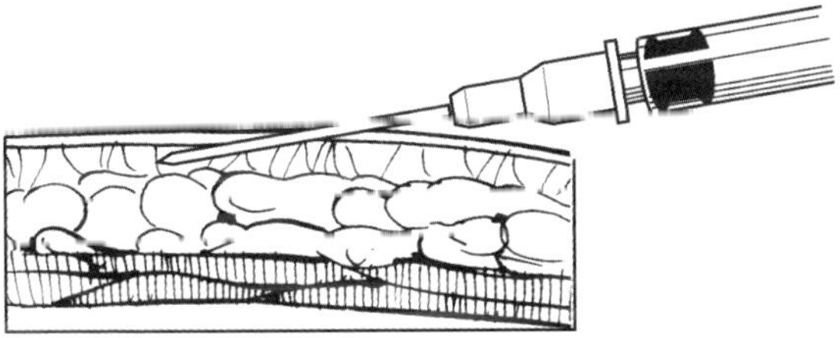

겨드랑이 주사용량			
	보톡스 (BTX-A) 단위	마이아블록 (BTX-B) 단위	주사 부위
겨드랑이	50/겨드랑이 5U/부위	2,500/겨드랑이 250U/부위	2cm 간격 /10부위
희석	100U/2cc 보존제가 들어있지 않는 식염수 1cc주사기에 분배 =2.5U/0.1cc	비희석: =250U/0.05cc 희석: 5,000U+1ccNS =250U/0.1cc 1cc주사기에 분배	
바늘	30G, 0.5in		

주사 요령	
피부내 주사 (Intradermal injection)	주사할 부위를 2cm 간격의 격자점 모양으로 표시한다. 주사하기 전에 냉각수(ehtyl chloride, Fluori-Methane)를 뿌린다. 피부내주사 : 깊이 1~2mm 영구반점이 되지 않도록, 잉크위에는 주사하지 않는다. 바늘은 피부와 45도 각도로 유지하고, 역류를 막기 위해 바늘끝경사면은 위를 향하게 한다. 주사후에는 4X4 거즈로 덮고 번지지 않도록 테이프를 붙인다.

참고문헌

1. Bauman et al. Pilot study of the safety and efficacy of Myobloc(botulinum toxin type B) for treatment of axillary hyperhidrosis. Int J Dermatol 2005;44:418-24.
2. Dressler D, Saberi A, Benecke F, Reiner. Botulinum toxin type B for treatment of axillary hyperhidrosis. J Neurology 2002;249;1729-32.
3. Odderson IR. Long-term quantitative benefits of botulinum toxin type A in the treatment of axillary hyperhidrosis. Dermatol Surg 2002;28:480-83.

관련된 부위

피부내 주사

겨드랑이

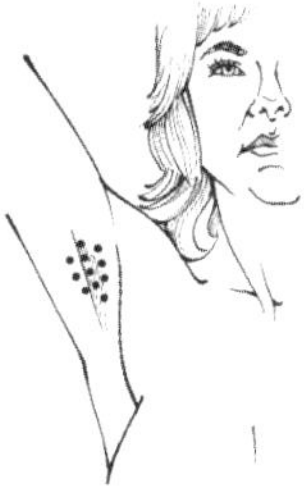

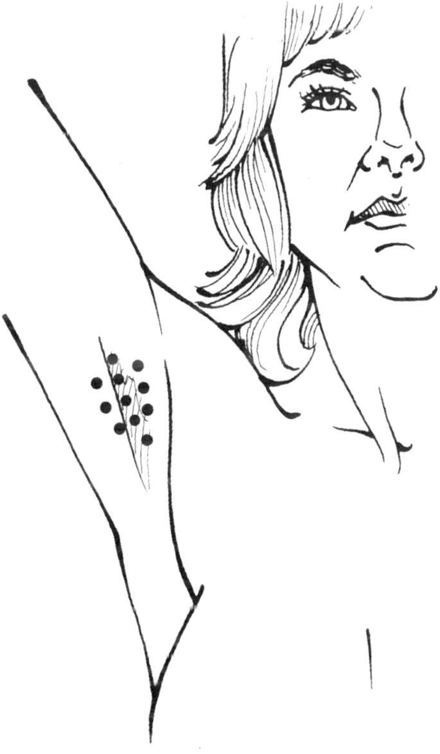

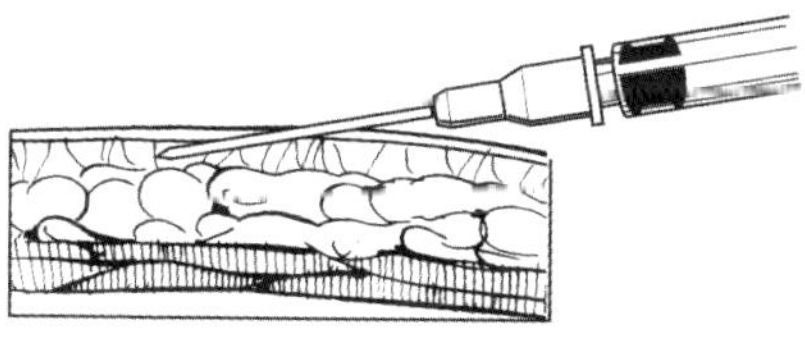

손바닥 주사용량			
	보톡스 (BTX-A) 단위	마이아블록 (BTX-B) 단위	주사 부위
손바닥	100/손바닥 25U/부위	5,000U/손[1] 75*-1251U/부위	2cm 간격
희석	100U/4cc 식염수 1cc주사기에 분배 =2.5U/0.1cc	비희석: =250U/0.05cc 희석: 5,000U+1ccNS =125U/0.05cc 1cc주사기에 분배	
바늘	30G, 0.5in		

*저자 추천용량

주사 요령	
피부내 주사 (Intradermal injection)	주사할 부위를 2cm 간격의 격자점 모양으로 표시한다. 정중신경과 자신경 차단 - 116쪽 참조 냉각수(ehtyl chloride, Fluori-Methane)를 뿌린다. 피부내주사 : 깊이 1~2mm 바늘은 피부와 45도 각도로 유지하고, 역류를 막기 위해 바늘끝경사면은 위를 향하게 한다. 영구반점이 되지 않도록, 잉크위에는 주사하지 않는다. 주사후에는 알코올로 닦은 뒤, 4X4거즈로 덮고 테이프를 붙인다. 손의 내재근(intrinsic muscle)으로 투과하는 것을 최소화하기 위해 손바닥을 1~2시간, 가능한 오랫동안 아래로 향하게 둔다.
잠재적 합병증	주사부위의 감각 소실 손의 내재근 약화

참고문헌

1. Bauman et al. Double-blind, randomized, placebo-controlled pilot study of the safety and efficacy of Myobloc(botulinum toxin type B) for the treatment of palmar hyperhidrosis. Dermatol Surg 2005;31:1158.

관련된 부위

피부내 주사

손바닥

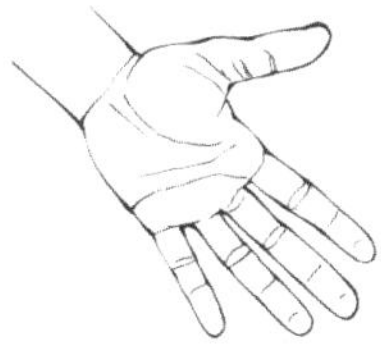

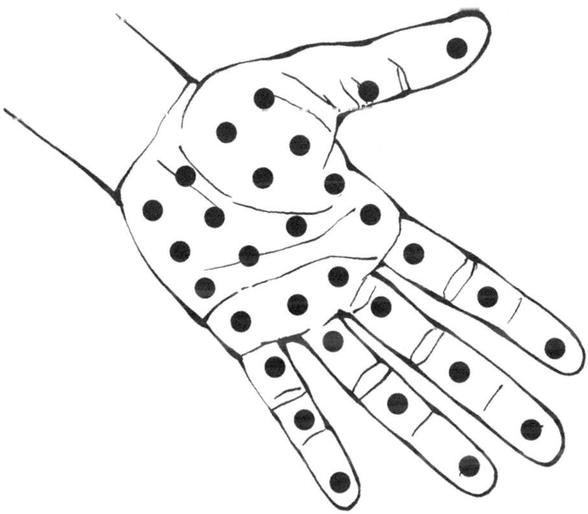

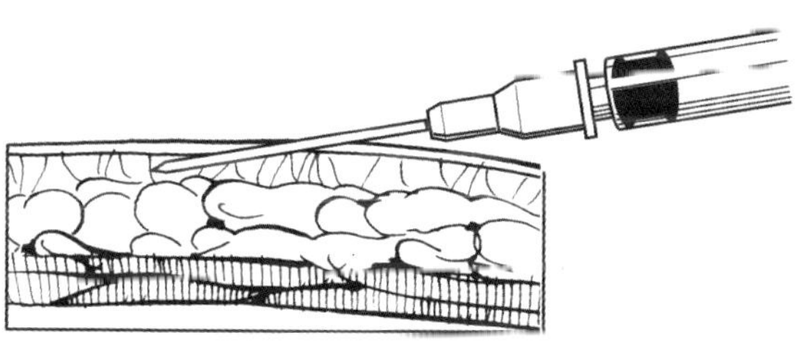

사지절단부 주사용량			
	보톡스 (BTX-A) 단위*	마이아블록 (BTX-B) 단위*	주사 부위
사지절단부 (Residual limb)	100U/손바닥크기의 면적 2.5U/부위	5,000U/손바닥크기의 면적 125U/부위	2cm 간격
희석	100U/4cc 식염수 4개의 1cc주사기에 분배 =2.5U/0.1cc	비희석: =250U/0.05cc 희석: 5,000U+1ccNS =125U/0.05cc 1cc주사기에 분배	
바늘	30G, 0.5in		

*저자 추천용량

주사 요령	
피부내 주사 (Intradermal injection)	주사할 부위를 2cm 간격의 격자점 모양으로 표시한다. 주사하기 전에 냉각수(ehtyl chloride, Fluori-Methane)를 뿌린다. 피부내주사 : 깊이 1~2mm 영구반점이 되지 않도록, 잉크위에는 주사하지 않는다. 바늘은 피부와 45도 각도로 유지하고, 역류를 막기 위해 바늘끝경사면은 위를 향하게 한다. 주사후에는 알코올로 닦은 뒤, 4X4거즈로 덮고 테이프를 붙인다.
잠재적 합병증	주사부위의 감각 소실

관련된 부위

피부내 주사

사지절단부

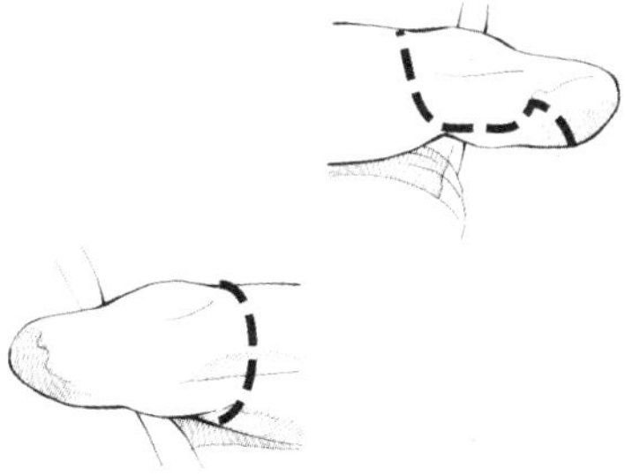

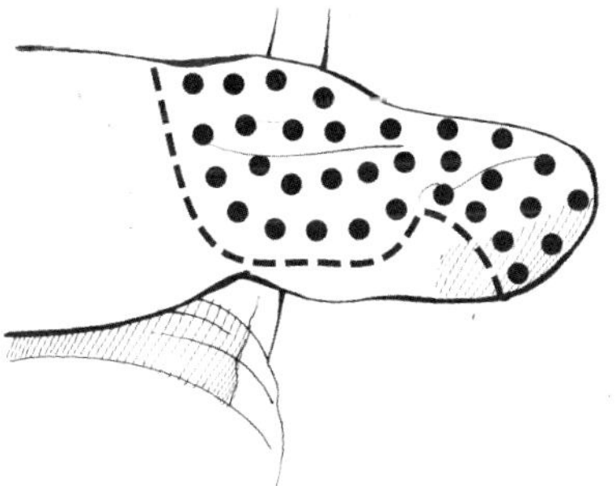

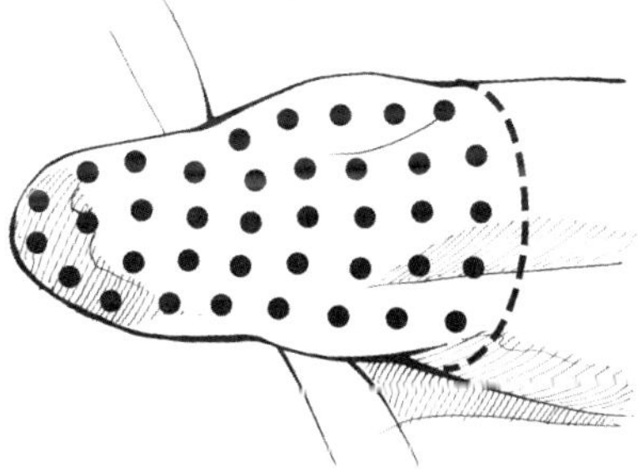

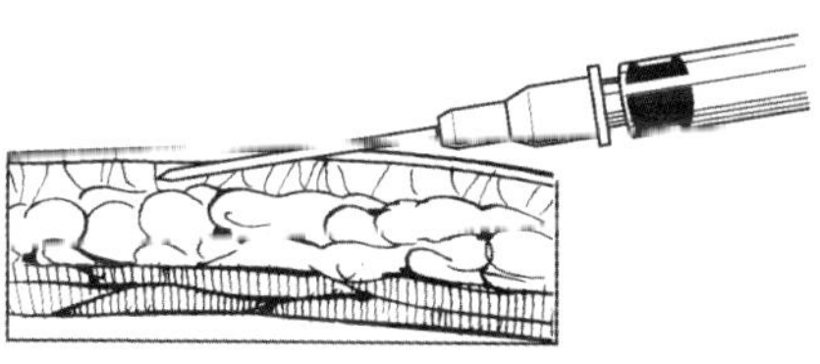

발 주사용량			
	보톡스 (BTX-A) 단위*	마이아블록 (BTX-B) 단위*	주사 부위
발	100U/발 2.5U/부위	5,000U/발 125U/부위	2cm 간격
희석	100U/4cc 식염수 4개의 1cc주사기에 분배 =2.5U/0.1cc	비희석: =250U/0.05cc 희석: 5,000U+1ccNS =125U/0.05cc 1cc주사기에 분배	
바늘	30G, 0.5in		

*저자 추천용량

주사 요령	
피부내 주사 (Intradermal injection)	주사할 부위를 2cm 간격의 격자점 모양으로 표시한다. 주사하기 전에 냉각수(ehtyl chloride, Fluori-Methane)를 뿌린다. 피부내주사 : 깊이 1~2mm 바늘은 피부와 45도 각도로 유지하고, 역류를 막기 위해 바늘끝경사면은 위를 향하게 한다. 주사후에는 알코올로 닦은 뒤, 4X4거즈로 덮고 테이프를 붙인다. 발의 내재근(intrinsic muscle)으로 투과하는 것을 최소화하기 위해 발바닥을 1~2시간, 가능한 오랫동안 아래로 향하게 둔다.
잠재적 합병증	주사부위의 감각 소실 근육 약화

관련된 부위
피부내 주사

발

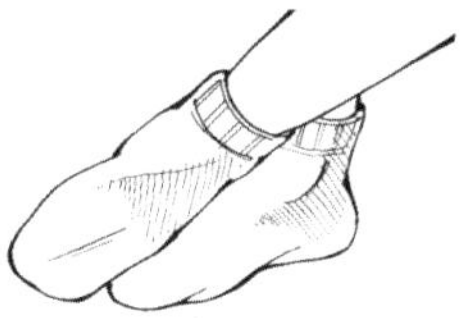

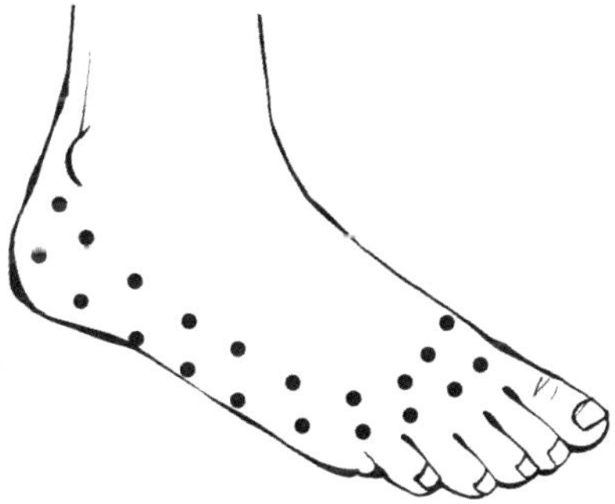

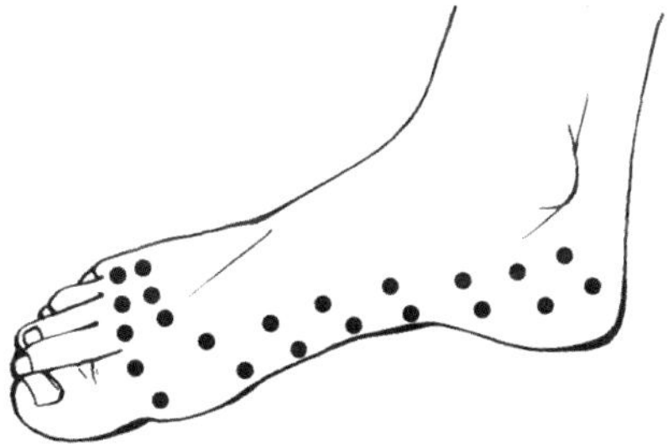

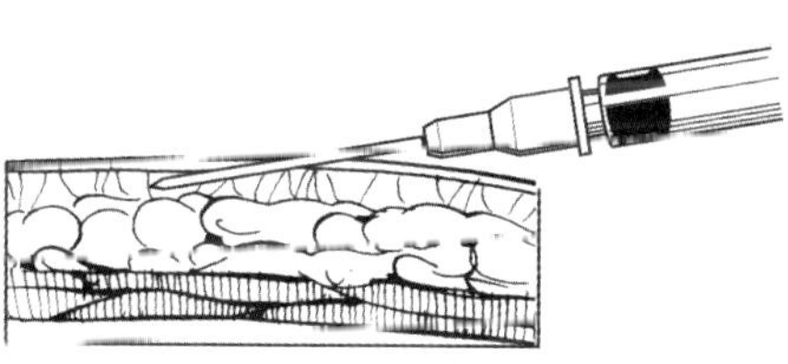

신경차단-손 주사용량		
	0.5%	2%
리도카인	2-5cc[1]	0.5cc[2]
발현시점[1]	5-15min	
지속시간[1]	60min	
바늘[1]	30G, 0.5in	

주사 요령	
정중신경 (Median nerve)	손바닥근힘줄 아래; 손바닥근힘줄과 노쪽 손목굽힘근힘줄사이로 바늘을 주입한다. 천천히 넣으면서 만일 마비가 나타나면 조금 뺀다. 1cm 이상 주입하지 않는다.
자신경 (Ulnar nerve)	자쪽손목굽힘근 아래; 자쪽 손목굽힘근힘줄 아래 내측에서 손목 가까운쪽으로 바늘을 넣으면서 노뼈를 향하게 한다. 1-1.5cm 주입한다. 바늘을 자동맥과 자쪽 소목굽힘근 힘줄 사이의 손바닥면에 위치시켜도 된다.
노신경 (Radial nerve)	긴엄지폄근힘줄을 따라 해부학 코담배갑(snuff-box)에 있는 짧은엄지폄근쪽으로 피하침윤시킨다.

참고문헌

1. Scott DB, Cousins MJ. Clinical pharmacology of local anesthetic agents. In: Cousins MJ, Bridenbauch PO eds. Neural blockade in clinical anesthesia and management of pain. Philadelphia: JB Lippincott 1980

2. Berry FR, Bridenbaugh L. The upper extremity: somatic blockade. pp 296-319 In: Cousins MJ, Bridenbauch PO eds. Neural blockade in clinical anesthesia and management of pain Philadelphia: JB Lippincott, 1980.

관련된 부위

외측상과

신경차단-손

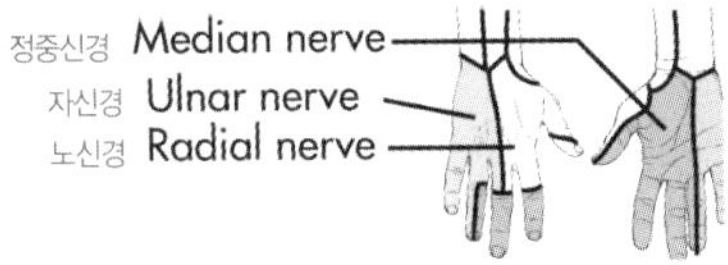

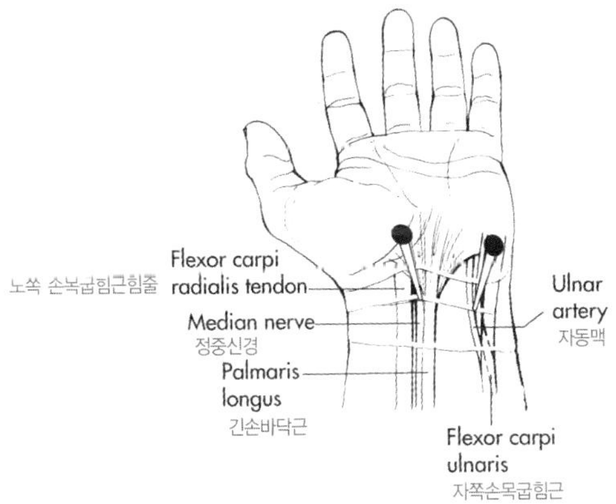

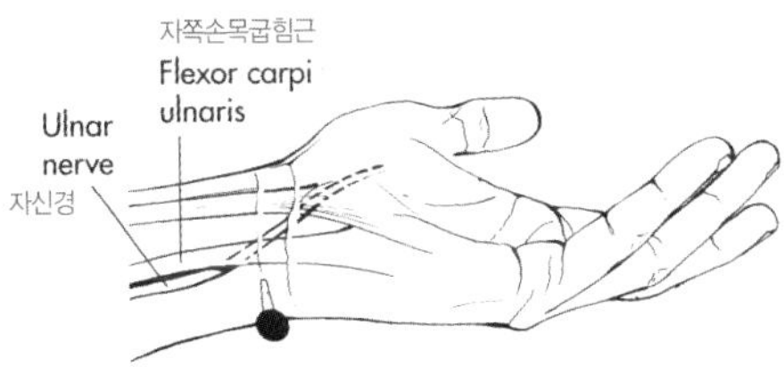

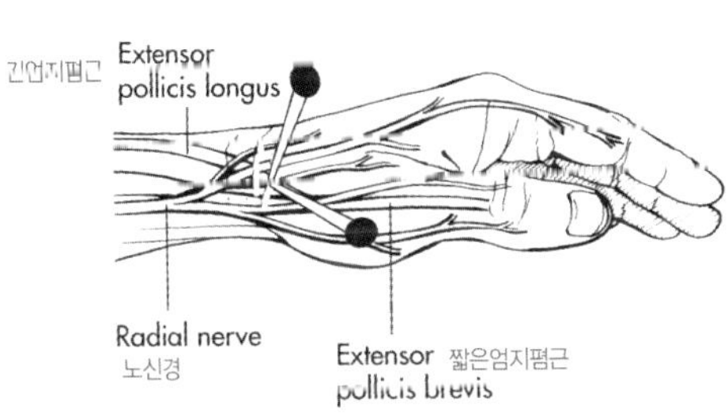

Modified from Berry FR, Bridenbaugh L. The upper extremity: Somatic blockade. In: Cousins MJ, Bridenbauch PO eds. Neural blockade in clinical anesthesia and management of pain. Philadelphia: JB Lippincott, 1980

신경차단-발 주사용량		
	0.5%	2%
리도카인	3-5cc[1]	0.5cc
발현시점[1]	5-15min	
지속시간[1]	60min	
바늘[1]	30G, 0.5in	

주사 요령	
뒤정강신경 (Posterior tibial nerve)	뒤정강동맥과 아킬레스건 사이의 안쪽복사(medial malleolus) 높이에서 주입한다.
장딴지신경 (Sural nerve)	아킬레스건과 바깥쪽복사 뒤쪽의 중간지점, 바깥쪽복사 높이에서 피하주사한다.
얕은종아리신경 (Superficial peroneal nerve)	앞정강근(tibialis anterior) 힘줄에서 한 손가락폭만큼 바깥쪽, 바깥쪽복사 바로 위 높이에서 피하주사한다.
깊은종아리신경 (Deep peroneal nerve)	복사 바로 위 높이에서 주사한다. 바늘은 긴엄지폄근과 앞정강근사이에 위치한다.
두렁신경 (Saphenous nerve)	내측복사 바로 앞과 위에서 피하로 주사한다.

참고문헌

1. Bridenbauch PO. The lower extremity: Somatic blockade. In: Cousins MJ, Bridenbauch PO eds. Neural blockade in clinical anesthesia and management of pain. Philadelphia: JB Lippincott, 1980.

관련된 부위

신경차단-발

관련부위에 피내주사(intradermal injection)

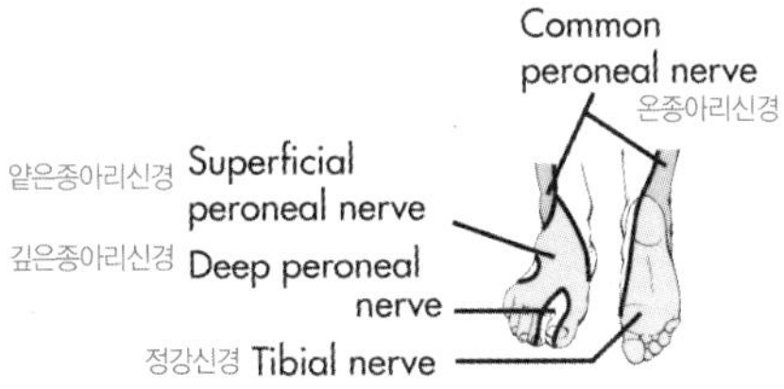

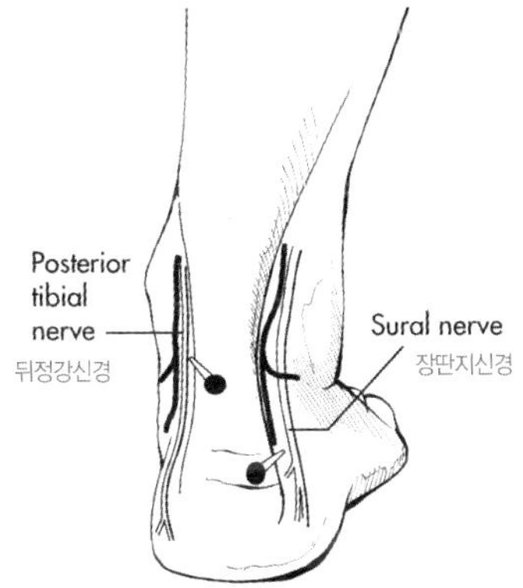

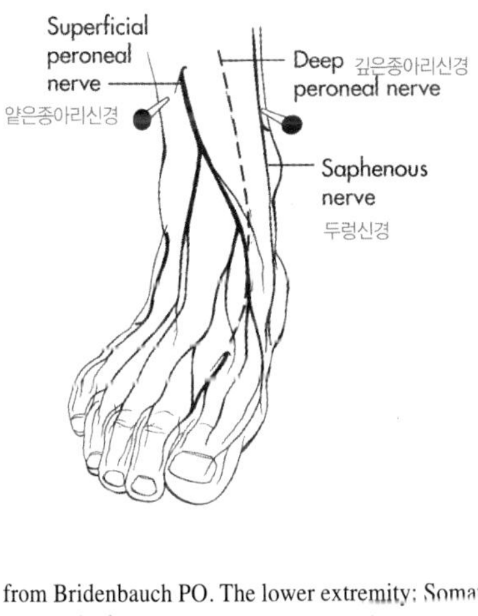

Modified with permission from Bridenbauch PO. The lower extremity: Somatic blockade. In: Cousins MJ, Bridenbauch PO eds. Neural blockade in clinical anesthesia and management of pain. Philadelphia: JB Lippincott, 1980

CHAPTER 6

청구서 작성과 상환

- CPT 코드
- 보조 코드
- 수정 코드
- HCPCS 코드
- 약과 시술의 보험적용
- 메디케어(Medicare)의 지역적용범위 (LCD, Local Coverage Determination) 웹사이트
- 부호화 및 청구서 자료
- ICD-9-CM 코드
- BTX-A와 BTX-B 호환성
- 2차 ICD-9-CM 코드

코드와 수정

보툴리눔 독소 주사의 CPT codes*	
64612	근육의 화학탈신경(Chemodenervation): 얼굴신경의 지배를 받는 근육(예, 눈꺼풀연축, 반얼굴연축)
64612-50	양측 주사
64613	근육의 화학탈신경: 목근육(예, 연축성 근긴장이상)
64613-50	양측 주사
64614	근육의 화학탈신경: 사지와/또는 몸통근육(예, 근긴장이상, 뇌성마비, 다발성 경화증)
64614-50	양측 주사
64650	외분비샘(eccrine gland)의 화학탈신경: 양측 겨드랑이
64653	외분비샘(eccrine gland)의 화학탈신경: 기타(예, 두피, 얼굴, 목)
64999	항목외 시술, 신경계 손/손바닥 화학탈신경 발 화학탈신경

*현 술기용어(CPT,Current Procedural Terminology). AMA정의와 사용자의 정의가 다를 수 있다.

주사 외 추가 코드	
95873	화학탈신경 보조용 전기자극(64612,64613,64614 등의 1차 시술 코드에 각각 별도로 기입)
95874	화학탈신경 보조용 근전도검사(1차 시술 코드에 각각 별도로 기입)
76942	바늘주입부를 찾기 위한 초음파(예, 조직검사, 흡인, 주사, 위치 확인)
77002	바늘주입부를 찾기 위한 투시검사(예, 조직검사, 흡인, 주사, 위치 확인)
77012	바늘주입부를 찾기 위한 CT검사(예, 조직검사, 흡인, 주사, 위치 확인)

수정코드 (Modifiers)	
25	주사를 받은 같은 날, 별도의 다른 치료를 받았을 때 치료를 위한 평가 및 처치 내원(E/M visit)코드와 병용.
50	양측 사지(64614), 얼굴신경(64612), 목근육(64613) 주사
51	복합 시술. 추가시술은 수정 51번을 덧붙인다(수정 59번을 더 많이 사용).
53	중단한 시술. 과거에 시작한 시술에 대한 코드에 덧붙인다.
59	별개의 시술. 다른 부위 혹은 다른 기관*(예,오른쪽팔과 오른쪽다리)과 같이 별개 혹은 독립적으로 시행된 시술. 다른 수정코드를 사용하지 못할 때 사용.
예시	
Mod. 25	병원 내원 및 보조 EMG를 사용한 주사치료: 99213 X 25 + 64614 + 95874
Mod. 50 59	보조 EMG를 사용한 양측 다리 주사치료: 64614 X (50) + 95874 X 2 보조 EMG를 사용한 한쪽 팔과 한쪽 다리 주사치료: 64614 + 64614 X (59) + 95874 X 2 보조 EMG를 사용한 양측 목 주사치료: 64613 + 64613 X (59) + 95874 X 2 or 64613 X (50) + 95874 X 2
	한 부위 이상 주사할 때 수정코드 사용 한 주사부위에만 수정코드 사용

* **주사부위 청구서**. 주사부위는 근접부위나 기능별로 정의할 수 있다. 근접주사 부위는 단일 근접 신체부위, 예를 들면 단일 사지, 단일 눈꺼풀, 얼굴의 한쪽, 목의 한쪽 등이다. 기능별 주사부위는 각 부위의 주사 횟수나 근육의 수와 관계없이 기능별 근육그룹(예,팔꿈치굽힘근 또는 팔꿈치폄근)으로 표현한다. 반드시 적용할 수 있는 적절한 정의를 찾는다.

근접주사 부위에는 수정코드(59)를, 기능별 근육그룹에는 수정코드(51)를 흔히 사용한다.

참고

http://www.noridianmedicare.com

HCPCS 코드*	
J0585	단위당 보툴리눔 독소 A
J0587	100단위당 보툴리눔 독소 B

*제품이나 CPT-4 코드에 포함되지 않는 시술을 표기할 때는 보건 표준 시술 부호체계(HCPCS, The Healthcare Common Procedure Coding System)를 우선적으로 사용한다. 그러한 코드표기는 보험청구를 위한 메디케어, 메디케이드, 그리고 기타 건강보험 프로그램에 사용된다.

환자의 기록 자료에는 다음의 내용이 포함되어야 한다.

- 주사치료에 대한 의료적 필요성 언급
- 보험기준에 맞는 진단
- 기존의 치료방식을 시도했으나 효과가 없었다는 내용 언급
- 보툴리눔 독소 주사의 종류, 용량, 주사 횟수
- 주사부위의 정확한 언급
- EMG/전기자극 시술의 의료적 필요성 언급
- 주사치료의 임상적 효과 언급
- 삶의 질, 예상되는 결과, 효과의 지속기간 등에 대해 추가 내용을 기입할 수 있다.

약과 시술의 보험적용

- 메디케어(Medicare) B형에서는 일부 외래 치료시술과 처방약이 적용된다. 보툴리눔 독소 치료는 아래 표에 나온 목록에 대해서만 보장된다. 하지만, 최신 보험내용을 보려면 지역 적용범위(LCD, 당신이 사는 지역에서 건강계획과 메디갭(Medigap)의 정책을 비교하라)를 참조하면 된다. 현재 메디케어 B형은 평균 약 판매가의 80%를 보장하고 있으며 환자는 남은 20%를 지불해야 한다. 메디케어는 치료에 대한 사전 인증은 제공하지 않는다.
- 메디케이드(Medicaid), 노동자 보상보험(Worker's Compensation), 관리의료(managed care) 등의 기타 보험회사와 영리업체는 허가받은 일부시술에 대해 사전승인을 요구하기도 한다. 그러나 많은 보험회사들은, FDA승인을 받은 모든 적응증이나 과학적으로 증명된 모든 보툴리눔 독소 적응증조차도 보장하지 않는다. 만일 거부의 이유가 명확하지 않다면, 상세한 거부 이유를 묻는 항의서를 써서 보내도 좋다. 이러한 항의서를 보냈는데도 승인을 받지 못한다면, 다음으로는 보험 프로그램의 의료 책임자를 직접 만나거나 보험 상담원(있다면)에게 항의하는 방법이 있다.
- 대부분의 보험 보장에는, 월보험료와 현금지급비용(일정액공제제)이 매년 책정되어 있으며, 시술과 약에 대한 보험을 보장받기 전에 그러한 비용들을 지불해야 한다.
- 의사는 보툴리눔 독소의 구입과 청구에 대한 보험회사의 세부정책과 다른 선택을 할 수 있다. 많은 경우에 의사가 약을 구입하고 청구서를 보낼 수 있다.
- 메디케어 환자는, 의사가 약을 구입하고 비용의 80%를 메디케어에서 받고 나머지 20%는 환자에게 받을 수 있다. 경쟁 구매 프로그램(CAP, Competitive Acquisition Program)을 이용할 수도 있는데, 이때는 의사가 약에 대한 청구서를 보낼 필요가 없다. CAP 계약자가 약을 구입하고 메디케어와 환자에게 청구서를 보낸다. 의사에게는 약 취급에 대한 몇 가지 요구사항이 포함된다.
- 일부 관리 의료기구(managed care organization)에도 유사한 제도가 있는데, 여기서는 약은 전문 제약공급원(SPP, Specialty pharmacy provider)이 의사에게 보내고 청구서는 관리의료의 정책에 따라 청구된다.
- 제약회사도 의사의 약품 구입과 청구를 도울 수 있다.

참고문헌

Botox reimbursement handbook by Allergan, Inc. SIMC05479.

http://www.medicare.gov/

메디케어(Medicare)의 지역적용범위(LCD, Local Coverage Determination) 웹사이트	
Empire Medical Service	http://www.empiremedicare.com/provprtbny.htm
Noridian Medicare	http://www.noridianmedicare.com/
TrailBlazer Health Enterprises	http://www.trailblazerhealth.com/

부호화 및 청구서 자료	
Botox	Ph:1-800-44-Botox http://www.allergan.com
Botox Reimbursement Solutions	Ph:1-800-44-Botox(option 4) www.BotoxReimbursementSolutions.com
Botox information line	1-800-44-Botox
Myobloc	1-888-461-2255 http://www.myobloc.com/
Myobloc Reimbursement	http://www.myobloc-reimbursement.com/
Medicare	http://www.medicare.gov/ http://www.medicare.gov/Coverage/Home.asp

보툴리눔 독소 주사에 대한 의료적 필요성을 제시하는 ICD-9-CM 코드*		
BTX-A(호환성은 128쪽 참조)		
머리	333.81	눈꺼풀연축
	333.82	구강안면 운동장애
	341.1	쉴더병(Schilder's disease)
	341.8	기타 중추신경계 탈수초질환
	341.9	상세불명 중추신경계 탈수초질환
	343.8	기타 특정 영아뇌성마비
	343.9	상세불명 영아뇌성마비
	350.8	기타 특정 삼차신경질환
	351.8	기타 안면신경 질환
	527.7	타액분비 이상
	705.21	일차성 국소 다한증
	705.22	이차성 국소 다한증
	728.85	근육 연축-메디케어는 이차진단을 요구할 수도 있다 (예,728.85 + 340) 129-130쪽 참조
목	333.6	유전적 염전근육긴장이상증(genetic torsion dystonia)
	333.79	기타 후천 염전근육긴장이상증
	333.83	연축사경
	343.8	기타 특정 영아뇌성마비
	343.9	상세불명 영아뇌성마비
	478.75	후두연축
	705.21	일차성 국소 다한증
	705.22	이차성 국소 다한증
	728.85	근육 연축-메디케어는 이차진단을 요구할 수 있다 (예, 728.85+340) 129-130쪽 참조
몸통과 사지	333.6	유전적 염전근육긴장이상증
	333.79	기타 후천 염전근육긴장이상증
	333.89	기타 부분 염전근육긴장이상증(other fragments of torsion dystonia)
	333.84	기질적 서경(organic writer's cramp)
	334.1	유전성 연축성 하지마비(hereditary spastic paraplegia)
	341.8	기타 중추신경계 탈수초질환
	341.9	상세불명 중추신경계 탈수초질환
	343.0	선천성 양측마비
	343.1	선천성 편마비
	343.2	선천성 사지마비
	343.3	선천성 단일마비
	343.4	영아 편마비
	343.8	기타 특정 영아뇌성마비
	343.9	상세불명 특정 영아뇌성마비
	705.21	일차성 국소 다한증

보툴리눔 독소 주사에 대한 의료적 필요성을 제시하는 ICD-9-CM 코드*(계속)		
	705.22 728.85	이차성 국소 다한증 근육 연축-메디케어는 이차진단을 요구할 수 있다 (예, 728.85 + 340) 129-130쪽 참조
방광	596.54 596.55	신경원성 방광 배뇨근조임근 협동장애
통증	**메디케어는 해당사항 없음** 307.81 346.0 346.0 346.1 346.11 346.9 353.0 355.0 723.8 723.85 723.9 729.5 728.85	**통증에 대한 메디케어 코드는 없음** **다른 수취인은 이러한 코드를 포함하기도 한다** 긴장성 두통 편두통 고전적 편두통 일반 편두통 일반 난치성 편두통 상세불명 편두통 아래가슴문 증후군 궁둥구멍근 증후군 기타 목부위 증후군 사각근 증후군(cervicobrachial syndrome) 상세불명 근육질환, 목으로 방사되는 증상 사지 동통 근육 연축-메디케어는 이차진단을 요구할 수 있다 (예, 728.85 + 340) 129-130쪽 참조
		BTX-B(호환성은 아래 참조)
목	333.6 333.79 333.83 333.89	유전적 염전근육긴장이상증 기타 필요 염전근육긴장이상증(other required torsion dystonia) 연축성 사경 기타 부분 염전근육긴장이상증

*국제 질환분류(International Classification of Disease)

BTX-A와 BTX-B 호환성

메디케어같은 공급자들은, 다른 독소를 사용(적절한 용량으로 연속적으로 두 번 치료)해서 효과가 나타나거나 환자의 불내성 또는 다른 독소에 대한 과민반응이 생긴 것이 아니라면, 승인된 적응증에 따라 보툴리눔 독소를 사용하도록 요구할 수 있다.

참고문헌

http://www.noridianmedicare.com/p-medb/coverage/final_policies.html
(Active Policies-LCD ID:L19897.)

일부 주에서 728.85에 대해 메디케어에서 요구할 수 있는 2차 ICD-9-CM 코드	
1차 진단	
728.85	근육 연축
728.85에 대해 요구하는 2차 진단	
340	다발성 경화증
342.11	우세한쪽(dominant side) 경직 편마비와 반부전마비(hemiparesis)
342.12	비우세한쪽 경직 편마비와 반부전마비
344.1	하반신마비
344.2	상지양측마비
344.5	상세불명 단일마비
430	거미막밑출혈(Subarachnoid hemorrhage)
431	뇌내출혈
432.0	비외상성 경막외출혈
432.1	경막하출혈
433.01	뇌경색을 동반한 뇌바닥동맥(basilar artery) 폐색과 협착
433.11	뇌경색을 동반한 목동맥(carotid artery) 폐색과 협착
433.21	뇌경색을 동반한 척추동맥(vertebral artery) 폐색과 협착
433.31	뇌경색을 동반한 다발성 양측 뇌전동맥(precebral artery) 폐색과 협착
433.81	뇌경색을 동반한 기타 특정 뇌전동맥의 폐색과 협착
433.91	뇌경색을 동반한 상세불명 뇌전동맥의 폐색과 협착
434.01	뇌경색을 동반한 뇌혈전(cerebral thrombosis)
434.11	뇌경색을 동반한 뇌색전(cerebral embolism)
434.91	뇌경색을 동반한 상세불명 뇌동맥 폐색
438.21	우성쪽 편마비
438.22	비우성쪽 편마비
438.31	우성쪽 상지 단일마비
438.32	비우성쪽 상지 단일마비
438.41	우성쪽 하지 단일마비
438.42	비우성쪽 하지 단일마비
438.51	우성쪽 기타 마비증후군
438.52	비우성쪽 기타 마비증후군
438.53	양측 기타 마비증후군
952.00	상세불명 C1-C4 척수손상
952.01	C1-C4 척수완전손상
952.02	C1-C4 전방척수증후군
952.03	C1-C4 중심척수증후군
952.04	기타 특정 C1-C4 척수손상

일부 주에서 728.85에 대해 메디케어에서 요구할 수 있는 2차 ICD-9-CM 코드(계속)	
952.05	상세불명 C5-C7 척수손상
952.06	C5-C7 척수완전손상
952.07	C5-C7 전방척수증후군
952.08	C5-C7 중심척수증후군
952.09	기타 특정 C5-C7 척수손상
952.10	상세불명 T1-T6 척수손상
952.11	T1-T6 척수완전손상
952.12	T1-T6 전방척수증후군
952.13	T1-T6 중심척수증후군
952.14	기타 특정 T1-T6 척수손상
952.15	상세불명 T7-T12 척수손상
952.16	T7-T12 척수완전손상
952.17	T7-T12 전방척수증후군
952.18	T7-T12 중심척수증후군
952.19	기타 특정 T7-T12 척수손상
997.01	중추신경계 합병증
997.02	의인성 뇌혈관 경색 또는 출혈

CHAPTER 7

특별한 상황의 청구서 코드

- 편두통
- 눈꺼풀연축/얼굴 편측연축
- 침흘림/타액분비
- 혀 근긴장이상
- 구강하악 근긴장이상
- 목 근긴장이상
- 경직과 기타 근긴장이상
- 통증
- 아래가슴문 증후군
- 다한증
- 신경차단
- 지불면제의 예(financial waiver)
- 보툴리눔 독소 치료비용
- 신체부위 및 관련 ICD-9-CM 코드

편두통				
ICD-9	307.81 346.0 346.1 346.11 346.90	긴장성 두통 고전적 편두통 일반 편두통 일반 난치성 편두통 상세불명 편두통		편두통은 메디케어와 일부 영리보험회사의 보장을 받지 못할 수 있다.
CPT	64612	근육의 화학탈신경; 안면신경 지배를 받는 근육(예,눈꺼풀연축,반얼굴연축)		
	64613	근육의 화학탈신경; 목근육(예,연축사경)		
	64614	근육의 화학탈신경; 사지와/또는 몸통근육(예, 근긴장이상,뇌성마비,다발성경화증), 매일		
HCPCS			사용용량	버려진용량
	J0585	BTX-A(Botox)	_____	______
	J0587	BTX-B(Myobloc)	_____	______
보조 코드	95873 95874	화학탈신경 보조용 전기자극 화학탈신경 보조용 EMG		
수정 코드	25	같은 날, 같은 의사에게 유의한, 별개의 평가와 치료를 받음 (예, 상담과 치료를 같은 날 받음)		

Botox reimbursement handbook by Allergan, Inc. SIMC05479. 로 수정함

ICD-9, 국제질환분류(International Classification of Disease), 9판;현 술기용어(CPT, Current Prodedural Terminology); 보건 치료 술기코드(HCPCS(J-codes), Health Care Procedure Coding)

눈꺼풀연축 / 얼굴 편측연축		
ICD-9	333.81 333.85 350.8 351.8 728.85	눈꺼풀연축 약물에 의한 아급성 운동이상증(dyskinesia) 기타 특정 삼차신경병증(저작근) 기타 안면신경병증 근육 연축-메디케어는 이차진단을 요구할 수 있다. (예, 728.85 + 340) 129-130쪽 참조
CPT	64612	근육의 화학탈신경; 안면신경 지배를 받는 근육(들) (예, 눈꺼풀 연축)
HCPCS	 J0585 J0587	사용 용량 / 버려진 용량 BTX-A(Botox) ______ ______ BTX-B(Myobloc) ______ ______
보조 코드	95873 95874	화학탈신경 보조용 전기자극 화학탈신경 보조용 EMG
수정 코드	25 50 51 59	같은 날, 같은 의사에게 유의한 별개의 평가와 치료를 받음 (예, 상담과 치료를 같은 날 받음) 양측(얼굴, 목) 복합 시술 개별 시술. 같은 날 받은 다른 치료와 별개의 시술 (예, 오른팔과 오른 다리의 두 부위에 주사치료)

Botox reimbursement handbook by Allergan, Inc. SIMC05479. 로 수정함

ICD-9, 국제질환분류(International Classification of Disease), 9판; 현 술기용어(CPT, Current Prodedural Terminology); 보건 치료 술기코드 ; HCPCS(J-codes), Health Care Procedure Coding.

침흘림/타액분비				
ICD-9	527.7	타액분비 이상		
CPT	64999	항목외 시술, 신경계		
	64612	근육의 화학탈신경; 안면신경 지배를 받는 근육(들)		
HCPCS			사용 용량	버려진 용량
	J0585	BTX-A(Botox)	______	______
	J0587	BTX-B(Myobloc)	______	______
보조 코드	76942	주사위치 확인을 위한 초음파		
수정 코드	25	같은 날, 같은 의사에게 유의한 별개의 평가와 치료를 받음 (예, 상담과 치료를 같은 날 받음)		
	50	양측		
	51	복합 시술		
	59	개별 시술. 같은 날 받은 다른 치료와 별개의 시술 (예, 오른팔과 오른 다리의 두 부위에 주사치료)		

Botox reimbursement handbook by Allergan, Inc. SIMC05479. 로 수정함

ICD-9, 국제질환분류(International Classification of Disease), 9판; 현 술기용어(CPT, Current Prodedural Terminology); 보건 치료 술기코드 ; HCPCS(J-codes), Health Care Procedure Coding.

혀 근긴장이상				
ICD-9	333.82	구강안면 운동장애		
	333.85	약물에 의한 아급성 운동이상증		
	341.8	기타 중추신경계 탈수초 질환		
	343.9	상세불명 영아 뇌성마비		
	728.85	근육 연축-메디케어는 이차진단을 요구할 수 있다. (예, 728.85 + 340) 129-130쪽 참조		
CPT	64999	항목외 시술, 신경계		
HCPCS			사용 용량	버려진 용량
	J0585	BTX-A(Botox)	______	______
	J0587	BTX-B(Myobloc)	______	______
보조 코드	95873	화학탈신경 보조용 전기자극		
	95874	화학탈신경 보조용 EMG		
	76942	주사위치 확인을 위한 초음파		
수정 코드	25	같은 날, 같은 의사에게 유의한 별개의 평가와 치료를 받은 (예, 상담과 치료를 같은 날 받음)		

Botox reimbursement handbook by Allergan, Inc. SIMC05479. 로 수정함

ICD-9, 국제질환분류(International Classification of Disease), 9판; 현 술기용어(CPT, Current Prodedural Terminology); 보건 치료 술기코드 ; HCPCS(J-codes), Health Care Procedure Coding.

구강하악 근긴장이상				
ICD-9	333.82	구강안면 운동장애		
	333.85	약물에 의한 아급성 운동이상증		
	341.8	기타 중추신경계 탈수초 질환		
	341.9	상세불명 중추신경계 탈수초 질환		
	343.8	기타 특정 영아 뇌성마비		
	343.9	상세불명 영아 뇌성마비		
	350.8	기타 삼차신경병증		
	728.85	근육 연축-메디케어는 이차진단을 요구할 수 있다. (예, 728.85 + 340) 129-130쪽 참조		
CPT	64999	항목외 시술, 신경계		
HCPCS			사용 용량	버려진 용량
	J0585	BTX-A(Botox)	______	______
	J0587	BTX-B(Myobloc)	______	______
보조 코드	95873	화학탈신경 보조용 전기자극		
	95874	화학탈신경 보조용 EMG		
수정 코드	25	같은 날, 같은 의사에게 유의한 별개의 평가와 치료를 받음 (예, 상담과 치료를 같은 날 받음)		
	50	양측		
	51	복합 시술		
	59	개별 시술. 같은 날 받은 다른 치료와 별개의 시술 (예, 목과 팔의 두 부위에 주사치료)		

Botox reimbursement handbook by Allergan, Inc. SIMC05479. 로 수정함

ICD-9, 국제질환분류(International Classification of Disease), 9판; 현 술기용어(CPT, Current Prodedural Terminology); 보건 치료 술기코드 ; HCPCS(J-codes), Health Care Procedure Coding.

목 근긴장이상				
ICD-9	333.6	유전적 염전근육긴장이상증		
	333.72	약물에 의한 급성 근육긴장이상증		
	333.79	기타 후천적 염전근육긴장이상증		
	343.8	기타 특정 영아뇌성마비		
	333.83	연축사경-메디케어 진단		
	333.85	약물에 의한 아급성 운동이상증		
	333.89	기타 부분 염전근육긴장이상증(other fragments of torsion dystonia)		
	343.9	상세불명 영아 뇌성마비		
	723.5	상세불명 사경		
	728.85	근육 연축-메디케어는 이차진단을 요구할 수 있다. (예, 728.85 + 340) 129-130쪽 참조		
CPT	64613	근육 화학탈신경; 목근육(예,연축사경)		
	64614	근육 화학탈신경; 사지와/또는 몸통근육 (에, 근긴상이상,뇌성마비,다발성경화증), 매일		
HCPCS			사용 용량	버려진 용량
	J0585	BTX-A(Botox)	______	______
	J0587	BTX-B(Myobloc)	______	______
보조 코드	95873	화학탈신경 보조용 전기자극		
	95874	화학탈신경 보조용 EMG		
	76942	주사위치 확인을 위한 초음파		
수정 코드	25	같은 날, 같은 의사에게 유의한 별개의 평가와 치료를 받음 (예, 상담과 치료를 같은 날 받음)		
	50	양측		
	51	복합 시술		
	59	개별 시술. 같은 날 받은 다른 치료와 다른 별개의 시술 (예, 목과 팔의 두 부위에 주사치료)		

Botox reimbursement handbook by Allergan, Inc. SIMC05479. 로 수정함

ICD-9, 국제질환분류(International Classification of Disease), 9판, 현 술기용어(CPT, Current Prodedural Terminology); 보건 치료 술기코드 ; HCPCS(J-codes), Health Care Procedure Coding

경직과 기타 근긴장이상		
ICD-9 머리	333.81	눈꺼풀연축
	333.82	구강안면 운동장애
	333.85	약물에 의한 아급성 근긴장이상
	341.1	쉴더병(Schilder's disease)
	341.8	기타 중추신경계 탈수초질환
	341.9	상세불명 중추신경계 탈수초질환
	343.8	기타 특정 영아뇌성마비
	343.9	상세불명 영아뇌성마비
	350.8	기타 특정 삼차신경질환
	351.8	기타 안면신경 질환
	728.85	근육 연축-메디케어는 이차진단을 요구할 수도 있다 (예,728.85 + 340) 129-130쪽 참조
ICD-9 목	333.6	유전적 염전근육긴장이상증(genetic torsion dystonia)
	333.72	약물에 의한 급성 근육긴장이상증
	333.79	기타 후천 염전근육긴장이상증
	333.8	기타 특정 영아뇌성마비
	333.83	연축사경
	333.85	약물에 의한 아급성 운동이상증
	343.9	상세불명 영아뇌성마비
ICD-9 몸통과 사지	333.6	유전적 염전근육긴장이상증
	333.72	약물에 의한 급성 근육긴장이상증
	333.79	기타 후천 염전근육긴장이상증
	333.84	기질적 서경(organic writer's cramp)
	333.85	약물에 의한 아급성 운동이상증
	333.89	기타 부분 염전근육긴장이상증(other fragments of torsion dystonia)
	334.1	유전성 연축성 하지마비(hereditary spastic paraplegia)
	341.8	기타 중추신경계 탈수초질환
	341.9	상세불명 중추신경계 탈수초질환
	343.0	선천성 양측마비
	343.1	선천성 편마비
	343.2	선천성 사지마비
	343.3	선천성 단일마비
	343.4	영아 편마비
	343.8	기타 특정 영아뇌성마비
	343.9	상세불명 특정 영아뇌성마비

경직과 기타 근긴장이상(계속)				
CPT	64612	근육의 화학탈신경(Chemodenervation): 얼굴신경의 지배를 받는 근육(예, 눈꺼풀연축, 반얼굴연축)		
	64613	근육의 화학탈신경; 목근육(예,연축사경)		
	64614	근육의 화학탈신경; 사지와/또는 몸통근육(예, 근긴장이상, 뇌성마비, 다발성경화증), 매일		
HCPCS			사용 용량	버려진 용량
	J0585	BTX-A(Botox)	_______	_______
	J0587	BTX-B(Myobloc)	_______	_______
보조 코드	95873	화학탈신경 보조용 전기자극		
	95874	화학탈신경 보조용 EMG		
	76942	주사위치 확인을 위한 초음파		
	77002	주사위치 확인을 위한 투시검사(fluoroscopy)		
		주사위치 확인을 위한 CT		
수정 코드	25	같은 날, 같은 의사에게 유의한 별개의 평가와 치료를 받음 (예, 상담과 치료를 같은 날 받음)		
	50	양측		
	51	복합 시술		
	59	개별 시술.		
		같은 날 받은 다른 치료와 다른 별개의 시술 (예, 팔과 다리의 두 부위에 주사치료)		

Botox reimbursement handbook by Allergan, Inc. SIMC05479. 로 수정함

ICD-9, 국제질환분류(International Classification of Disease), 9판; 현 술기용어(CPT, Current Prodedural Terminology); 보건 치료 술기코드 ; HCPCS(J-codes), Health Care Procedure Coding.

<table>
<tr><th colspan="3">통증</th></tr>
<tr><td>ICD-9</td><td></td><td>메디케어는 통증에 대한 코드는 없음.</td></tr>
<tr><td></td><td>333.6</td><td>유전적 염전근육긴장이상증</td></tr>
<tr><td></td><td>333.72</td><td>약물에 의한 급성 근육긴장이상증</td></tr>
<tr><td></td><td>333.79</td><td>기타 후천적 염전근육긴장이상증</td></tr>
<tr><td></td><td>307.81</td><td>긴장성 두통</td></tr>
<tr><td></td><td>333.83</td><td>연축사경</td></tr>
<tr><td></td><td>333.84</td><td>기질적 서경(organic writer's cramp)</td></tr>
<tr><td></td><td>333.85</td><td>약물에 의한 아급성 운동이상증</td></tr>
<tr><td></td><td>337.20</td><td>상세불명의 작열통(RSD)</td></tr>
<tr><td></td><td>346.0</td><td>고전적 편두통</td></tr>
<tr><td></td><td>346.10</td><td>일반 편두통</td></tr>
<tr><td></td><td>346.11</td><td>만성 두통(chronic daily headaches)</td></tr>
<tr><td></td><td>346.90</td><td>상세불명의 편두통</td></tr>
<tr><td></td><td>350.8</td><td>기타 특정 삼차신경병증</td></tr>
<tr><td></td><td>351.9</td><td>상세불명 안면신경병증</td></tr>
<tr><td></td><td>353.0</td><td>아래가슴문증후군</td></tr>
<tr><td></td><td>354.4</td><td>작열통(causalgia), 팔</td></tr>
<tr><td></td><td>355.71</td><td>작열통, 다리</td></tr>
<tr><td></td><td>723.3</td><td>사각근증후군(Cervicobrachial syndrome)</td></tr>
<tr><td></td><td>723.1</td><td>경추통</td></tr>
<tr><td></td><td>723.8</td><td>기타 경추 증후군</td></tr>
<tr><td></td><td>723.9</td><td>상세불명의 목으로 방사되는 근골격계질환</td></tr>
<tr><td></td><td>724.2</td><td>요통, 하배부통, 하배부 증후군(low back syndrome)</td></tr>
<tr><td></td><td>724.3</td><td>엉덩뼈 신경통
(궁둥구멍근 증후군(piriformis syndrome))</td></tr>
<tr><td></td><td>729.1</td><td>상세불명의 근육통과 근육염</td></tr>
<tr><td></td><td>729.5</td><td>사지 통증</td></tr>
<tr><td></td><td>728.85</td><td>근육 연축-메디케어는 이차진단을 요구할 수 있다.
(예, 728.85 + 340) 129-130쪽 참조</td></tr>
<tr><td>CPT</td><td>64612</td><td>근육의 화학탈신경(Chemodenervation): 얼굴신경의 지배를 받는 근육(예, 눈꺼풀연축, 반얼굴연축)</td></tr>
<tr><td></td><td>64613</td><td>근육의 화학탈신경; 목근육(예,연축사경)</td></tr>
<tr><td></td><td>64614</td><td>근육의 화학탈신경; 사지와/또는 몸통근육(예, 근긴장이상, 뇌성마비,다발성경화증), 매일</td></tr>
<tr><td></td><td>64999</td><td>항목외 시술, 신경계</td></tr>
</table>

편두통은 메디케어와 일부 영리보험회사의 보장을 받지 못할 수 있다.

통증(계속)				
HCPCS			사용 용량	버려진 용량
	J0585	BTX-A(Botox)	______	______
	J0587	BTX-B(Myobloc)	______	______
보조 코드	95873	화학탈신경 보조용 전기자극		
	95874	화학탈신경 보조용 EMG		
	76942	주사위치 확인을 위한 초음파		
수정 코드	25	같은 날, 같은 의사에게 유의한 별개의 평가와 치료를 받음 (예, 상담과 치료를 같은 날 받음)		
	50	양측		
	51	복합 시술		
	53	시작했으나 중단된 시술		
	59	개별 시술. 같은 날 받은 다른 치료와 다른 별개의 시술 (예, 얼굴과 팔의 두 부위에 주사치료)		

Botox reimbursement handbook by Allergan, Inc. SIMC05479. 로 수정함

ICD-9, 국제질환분류(International Classification of Disease), 9판; 현 술기용어(CPT, Current Prodedural Terminology); 보건 치료 술기코드 ; HCPCS(J-codes), Health Care Procedure Coding.

아래가슴문 증후군				
ICD-9	333.79	기타 후천적 염전근육긴장이상증		
	353.0	팔신경얼기 질환/아래가슴문 증후군		
	723.3	사각근증후군(Cervicobrachial syndrome)		
	723.8	기타 경추 증후군		
	723.9	상세불명의 목으로 방사되는 근골격계질환		
	728.85	근육 연축–메디케어는 이차진단을 요구할 수 있다. (예, 728.85 + 340) 129–130쪽 참조		
CPT	64613	근육의 화학탈신경; 목근육(예,연축사경)		
	64999	항목외 시술, 신경계		
HCPCS			사용 용량	버려진 용량
	J0585	BTX–A(Botox)	______	______
	J0587	BTX–B(Myobloc)	______	______
보조 코드	95873	화학탈신경 보조용 전기자극		
	95874	화학탈신경 보조용 EMG		
	76942	주사위치 확인을 위한 초음파		
수정 코드	25	같은 날, 같은 의사에게 유의한 별개의 평가와 치료를 받음 (예, 상담과 치료를 같은 날 받음)		
	50	양측		
	51	복합 시술		
	59	개별 시술. 같은 날 받은 다른 치료와 다른 별개의 시술 (예, 팔과 다리의 두 부위에 주사치료)		

Botox reimbursement handbook by Allergan, Inc. SIMC05479. 로 수정함

ICD-9, 국제질환분류(International Classification of Disease), 9판; 현 술기용어(CPT, Current Prodedural Terminology); 보건 치료 술기코드 ; HCPCS(J-codes), Health Care Procedure Coding.

다한증				
ICD-9	705.21	일차성 국소 다한증		
	705.22	이차성 국소 다한증		
CPT	64650	외분비샘 화학탈신경; 양측 겨드랑이		
	64653	외분비샘 화학탈신경; 기타 부분(예,두피, 얼굴, 목), 매일		
	64999	항목외 시술, 신경계 • 손바닥 • 발 • 기타 _______		
HCPCS			사용 용량	버려진 용량
	J0585	BTX-A(Botox)	_______	_______
	J0587	BTX-B(Myobloc)	_______	_______
보조 코드		해당사항 없음		
수정 코드	25	같은 날, 같은 의사에게 유의한 별개의 평가와 치료를 받음 (예, 상담과 치료를 같은 날 받음) 양측 시술-겨드랑이에는 적용되지 않음		
	50	개별 시술.		
	59	같은 날 받은 다른 치료와 별개의 시술 (예, 두피와 손바닥의 두 부위에 주사치료)		

Botox reimbursement handbook by Allergan, Inc. SIMC05479. 로 수정함

ICD-9, 국제질환분류(International Classification of Disease), 9판; 현 술기용어(CPT, Current Prodedural Terminology); 보건 치료 술기코드 ; HCPCS(J-codes), Health Care Procedure Coding.

신경 차단		
ICD-9	705.21 705.22	일차성 국소 다한증 이차성 국소 다한증
CPT	64450 64999	마취제 주사, 기타 말초신경이나 신경가지 항목외 시술, 신경계
수정 코드	25 50 51 59	같은 날, 같은 의사에게 유의한 별개의 평가와 치료를 받음 (예, 상담과 치료를 같은 날 받음) 양측 복합 시술 개별 시술 같은 날 받은 다른 치료와 별개의 시술 (예, 목과 팔의 두 부위에 주사치료)

Botox reimbursement handbook by Allergan, Inc. SIMC05479. 로 수정함

ICD-9, 국제질환분류(International Classification of Disease), 9판; 현 술기용어(CPT, Current Prodedural Terminology); 보건 치료 술기코드 ; HCPCS(J-codes), Health Care Procedure Coding.

지불면제의 예

메디케어에서 지불하지 않을 것으로 예상되는 모든 상황에 대해, 설비자, 의사, 개원의, 공급자들이 사용하는 **메디케어 고급 수령인 공지(Medicare Advanced Beneficiary Notice)**

환자 이름 : 메디케어 번호(HCN):

고급 수령인 공지(Advanced Beneficiary Notice, ABN)

공지: 귀하는 다음의 실험실 검사를 받을 것인지 선택해야 합니다. 저희들은 메디케어가 아래의 검사에 대한 비용을 지불하지 않을 것으로 생각합니다. 메디케어는 귀하의 건강 관리 비용 전부에 대해 지불하지 않습니다. 단지 메디케어 규정에 부합하는 항목과 치료에 대해서만 비용을 지불합니다. 메디케어가 특정 항목과 치료에 대해 지불하지 않는다는 사실이 귀하가 그것을 받아서는 안 된다는 것을 의미하는 것은 아닙니다. 귀하의 주치의가 바로 지금 그것을 권하는 적절한 이유가 있을 것입니다. 귀하의 경우, 메디케어는 아마도 다음의 이유로 인해 아래의 실험실 검사의 비용을 지불하지 않을 것입니다:

메디케어는 귀하의 상태에 대해 이러한 검사료를 지불하지 않습니다	메디케어는 이러한 검사료를 이렇게 자주 지불하지 않습니다	메디케어는 실험이나 연구용 검사에 대해 비용을 지불하지 않습니다

이 양식은 귀하가 이러한 검사료를 직접 지불해야 할 수 있음을 알고, 검사를 받을 것인지 여부에 대해 동의서를 작성할 때 도움을 주기 위한 것입니다. 귀하의 선택을 결정하기 전에 모든 사항을 주의깊게 읽어야 합니다.

- 메디케어가 지불하지 않는 이유를 이해할 수 없다면 우리에게 설명을 요청하십시오.
- 귀하가 직접 지불하거나 다른 보험을 통해 지불한다면, 이 검사에 대해 귀하가 지불할 비용이 얼마인지 저희에게 문의하십시오(예상 비용: $________).

한 가지를 선택하세요. 한 곳에 체크하고 날짜와 서명을 기입하세요.

□ **선택1. 예, 나는 이 실험실 검사를 받겠습니다.**
나는 내가 이 검사를 받지 않는다면 메디케어가 비용 지불 여부를 결정하지 않을 것이라는 사실을 알고 있습니다. 메디케어에 지불을 요청해 주십시오. 나는 병원에서 나에게 검사비용을 요청한다는 사실과 메디케어가 결정할 때까지 내가 그 비용을 지불해야 한다는 사실을 알고 있습니다. 메디케어에서 지불하면 내가 지불했던 비용을 병원에서 돌려줄 것입니다. 메디케어에서 지불하지 않는다면 그 비용은 내가 전적으로 책임지겠습니다. 즉, 현금이나 내가 가입한 다른 보험을 통해 비용을 지불할 것입니다. 나는 메디케어의 결정에 이의를 제기할 수 있음을 알고 있습니다.

□ **선택2. 아니오, 나는 이 실험실 검사를 받지 않기로 결정했습니다.**
나는 이 검사를 받지 않겠습니다. 나는 병원이 메디케어에 지불요청을 할 수 없으며, 메디케어가 지불하지 않을 것이라는 병원의 의견에 이의를 제기할 수 없게 될 것임을 알고 있습니다. 나는 이 실험실 검사의 지시를 내린 주치의에게 이 검사를 받지 않았다는 것을 알리겠습니다.

날짜 환자 혹은 대리인 서명

공지 : 귀하의 건강 정보에 대한 비밀은 보호될 것입니다. 이 양식을 통해 알게 된 귀하의 정보는 저희 회사 내에서 비밀을 지켜 드리겠습니다. 메디케어에 지불요청을 하게 되면, 이 양식에 담긴 귀하의 건강 정보는 메디케어와 공유하게 됩니다. 메디케어가 알게 되는 귀하의 건강 정보는 메디케어가 그 비밀을 지켜 드릴 것입니다.

CMB 승인 번호 938-0566 문서 번호 CMS-R-131-L (2002년 6월)

참고

http://www.cms.hhs.gov/BNI/

보툴리눔 독소 치료 비용

신환			
X	CPT	Level	Mod
	99201	Level 1	25
	99202	Level 2	25
	99203	Level 3	25
	99204	Level 4	25
	99205	Level 5	25
재진 환자			
	CPT	Level	Mod
	99211	Level 1	25
	99212	Level 2	25
	99213	Level 3	25
	99214	Level 4	25
	99215	Level 5	25
의뢰 환자			
	CPT	Level	Mod
	99241	Level 1	25
	99242	Level 2	25
	99243	Level 3	25
	99244	Level 4	25
	99245	Level 5	25

보톡스 주사			
X	CPT	Mod	화학탈신경
	64612		안면신경근육
	64612	50	—+—양측
	64612	59	—+—개별 시술
	64613		목근육
	64613	50	—+—양측
	64613	59	—+—개별 시술
	64614		사지/몸통 근육
	64614	50	—+—양측
	64614	59	개별시술
	+95873		보조용 전기자극술
	+95873	X2	—+—양측
	+95873	X3	—+—개별시술
	+95874		보조용 EMG
	+95874	X2	—+—양측
	+95874	X3	—+—개별시술
	64650		양측 겨드랑이 외분비샘
	64653		기타부위-두피,얼굴,목
	64999		사지-손,발
	64999	50	사지-손
	64999	50	사지-발
	64999/64612		타액분비, 저작근, 혀근육
	64999	50	—+—양측
	76942		보조 초음파
		53	시술 중단

일부 주에서 메디케어 보장을 받을 수 있는 신체 부위 및 관련 ICD-9-CM 코드		
		BTX-A(호환성은 128쪽 참조)
머리	333.81	눈꺼풀연축
	333.82	구강안면 운동장애
	341.1	쉴더병(Schilder's disease)
	341.8	기타 중추신경계 탈수초질환
	341.9	상세불명 중추신경계 탈수초질환
	343.8	기타 특정 영아뇌성마비
	343.9	상세불명 영아뇌성마비
	350.8	기타 특정 삼차신경질환
	351.8	기타 안면신경 질환
	527.7	타액분비 이상
	705.21	일차성 국소 다한증
	705.22	이차성 국소 다한증
	728.85	근육 연축-메디케어는 이차진단을 요구할 수도 있다 (예,728.85+340) 129-130쪽 참조
목	333.83	연축사경
	343.8	기타 특정 영아뇌성마비
	343.9	상세불명 영아뇌성마비
	478.75	후두연축
	705.21	일차성 국소 다한증
	705.22	이차성 국소 다한증
	728.85	근육 연축-메디케어는 이차진단을 요구할 수 있다 (예, 728.85+340) 129-130쪽 참조
몸통과 사지	333.6	유전적 염전근육긴장이상증
	333.79	기타 후천 염전근육긴장이상증
	333.89	기타 부분 염전근육긴장이상증(other fragments of torsion dystonia)

일부 주에서 메디케어 보장을 받을 수 있는 신체 부위 및 관련 ICD-9-CM 코드(계속)

	333.84	기질적 서경(organic writer's cramp)
	334.1	유전성 연축성 하지마비(hereditary spastic paraplegia)
	341.8	기타 중추신경계 탈수초질환
	341.9	상세불명 중추신경계 탈수초질환
	343.0	선천성 양측마비
	343.1	선천성 편마비
	343.2	선천성 사지마비
	343.3	선천성 단일마비
	343.4	영아 편마비
	343.8	기타 특정 영아뇌성마비
	343.9	상세불명 특정 영아뇌성마비
	705.21	일차성 국소 다한증
	705.22	이차성 국소 다한증
	728.85	근육 연축-메디케어는 이차진단을 요구할 수 있다 (예, 728.85+340) 129-130쪽 참조
방광	596.54	신경원성 방광
	596.55	배뇨근조임근 협동장애
통증	**메디케어는 해당사항 없음**	**통증에 대한 메디케어 코드는 없음**
		다른 수취인은 이러한 코드를 포함하기도 한다
	729.5	사지 동통
	723.85	사각근 증후군(cervicobrachial syndrome)
	723.9	상세불명 근육질환, 목으로 방사되는 증상
	355.0	궁둥구멍근 증후군
	353.0	아래가슴문 증후군
	307.81	긴장성 두통
	346.11	편두통, 일반형(Migraine, common)
	346.0	편두통
	346.0	고전적 편두통(classic migraine)
	346.1	일반 편두통(common migraine)
	346.9	상세불명 편두통
	723.8	기타 목부위 증후군
	723.85	근육 연축-메디케어는 이차진단을 요구할 수 있다 (예, 728.85+340) 129-130쪽 참조
BTX-B(호환성은 128쪽 참조)		
목	333.6	특발성 염전근육긴장이상증
	333.7	증상있는 염전근육긴장이상증
	333.83	연축성 사경
	333.89	기타 부분 염전근육긴장이상증

CHAPTER 8

척도

- 목 근긴장이상 - TWSTRS 척도
- 다한증 질병 증상 척도 (HDSS)
- 침흘림/타액분비 척도
- 경직 척도

목 근긴장이상 - TWSTRS 척도

I. 목 근긴장이상 증상 척도(최대값=35)

A. 최대 가동역	환자에게 비정상적인 운동에 대해 저항하지 못하게 하고 최대 가동역을 평가한다. 분산법(distracting maneuver)이나 심화법(aggravating maneuver)을 사용할 수 있다. 측정값에 차이가 있으면 더 큰 값을 선택한다.						점수
1. 사경(회전) (방향전환:오른쪽 또는 왼쪽)	0	1	2	3	4		
0=부동(0˚); 1=미세(<1/4범위, 1˚-22˚); 2=경도(1/4-1/2범위, 23˚-45˚); 3=중등도(1/2-3/4범위, 46˚-67˚); 4=중증도(>3/4범위, 68˚-90˚)							
2. 목외굴(Laterocollis) (기울기:오른쪽 또는 왼쪽; 어깨 올림은 배제)	0	1	2	3			
0=부동(0˚); 1=경도(1˚-15˚); 2=중등도(16˚-35˚);3=중증도(>35˚)							
3. 목전굴/목후굴(a 또는 b) **a. 목전굴(Anterocollis)**	0	1	2	3			
a. 0=부동; 1=턱의 경도 하위편향; 2=중등도 하위편향(약 1/2범위); 3=중증도(턱이 거의 가슴에 닿음)							
b. 목후굴(Retrocollis)	0	1	2	3			
b. 0=부동; 1=턱의 상위편향 & 마루점(vertex)의 경도 후편향; 2=중등도 후편향(약 1/2범위); 3=중증도(거의 전범위)							
4. 외측이동(오른쪽 또는 왼쪽)	0	1					
0=없음; 1=있음							
5. 시상이동(Sagital shift)(앞 또는 뒤)	0	1					
0=없음; 1=있음							
B. 지속기간 (측정값X2)	0	1 (X2)	2 (X2)	3 (X2)	4 (X2)	5 (X2)	
0=없음;1= 이따끔 편향(<측정시간의 25%, 가장 자주 준최대); 2=이따금 편향(<25%, 자주 최대) 또는 간헐적 편향(25%-50%, 아주 자주 준최대); 3=간헐적 편향(25%-50%, 자주 최대) 또는 빈번한 편향(50%-75%, 아주 자주 준최대); 4=빈번한 편향(50%-75%, 자주 최대) 또는 상시 편향(>75%, 아주 자주 준최대); 5=상시 편향(>75%, 자주 최대)							
C. 감각적 속임수(Sensory trick)의 효과	0	1	2				
0=하나 이상의 가상감각으로 완전 회복; 1=부분 또는 제한된 회복; 2= 거의 회복 안 됨							
D. 어깨 들림/ 전방 전위	0	1	2	3			
0=없음;1=(<1/3 가능범위), 간헐적 또는 상시; 2=중등도(1/3-2/3가능범위)와 상시(>75%) 또는 중증도(2/3가능범위)와 간헐적; 3=중증도와 상시							
E. 운동범위 (감각적 속임수 도움없이)(한 방향이상의 제한이 있다면 가장 높은 값을 사용)	0	1	2	3	4		
0=반대방향으로 끝까지 움직일 수 있음; 1=중앙선까지는 머리를 잘 움직일 수 있지만 반대편 끝까지는 안 됨; 2=겨우 중앙선까지 머리를 움직일 수 있음; 3=머리를 움직일 수는 있지만 중앙선까지는 안 됨; 4=머리를 거의 움직이지 못함							
F. 시간 (60초까지)(감각적 속임수를 사용하지 않고 머리를 중화점(neutral position)에서 10˚ 내에 유지할 수 있는 시간)	0	1	2	3	4		
0=>60초; 1=46-60초; 2=31-45초; 3=16-30초; 4=<15초							

*개정: Consky ES, Lang AE. Clinical assessments of patients with cervical dystonia. In: Jankovic J, Hallett M, eds. Therapy with Botulinum Toxin. New York, NY:Marcel Dekker, Inc; 1994:211-237

중증도 합계

II. 장애 등급(최대값=30)

							점수
A. 근로 (직업 또는 가사/가정 관리)	0	1	2	3	4	5	
0=어려움 없음; 1=일상적 수준의 일은 만족스런 수행능력을 보이나 목 근긴장이상으로 일부 방해를 받음; 2=대부분의 활동에는 제한을 받지 않고, 일부 활동만 매우 어렵거나 방해를 느끼지만, 수행능력은 만족스런 결과를 나타낼 수 있음; 3=일상보다 낮은 수준의 일은 가능하고 대부분의 활동에 방해를 느끼며, 일부 활동에서는 만족스럽지 못한 결과를 보임; 4=자의나 노력에 의한 활동 참여는 불가능하고, 일부 가사 일은 만족스럽게 할 수 있음; 5=임무 수행이 거의 어려움							
B. 일상생활능력 (예, 식사, 옷 입기, 세면, 면도, 화장 등의 위생관리)	0	1	2	3	4	5	
0=모든 활동에 어려움 없음; 1=활동에 제한을 받지 않으나 목 근긴장이상으로 일부 방해를 받음; 2=대부분의 활동에 제한을 받지 않고, 일부 활동만 매우 어렵거나 방해를 느끼지만, 간단한 요령을 사용하면 가능함; 3=대부분의 활동에 방해를 느끼거나 힘이 들지만, 극도의 방법을 쓰면 가능함; 4=모든 활동이 정상적이지 못하며, 일부는 불가능하거나 도움을 받아야 함; 5=대부분의 자기 관리 활동에 다른 사람에게 의존함							
C. 운전	0	1	2	3	4	5	
0=어려움 없음(또는 운전을 해본 적이 없음); 1=운전에 제한을 받지는 않으나 목 근긴장이상으로 방해를 받음; 2=운전에 제한을 받지 않으나 목 근긴장이상을 다룰 수 있는 방법(얼굴을 만지거나 고정시키고 얼굴을 머리받침에 고정시키는 등)이 필요함; 3=단거리만 운전할 수 있음; 4=목 근긴장이상으로 대개는 운전할 수 없음; 5=운전할 수 없고 목 근긴장이상때문에 승객으로 장거리동안 차에 탈 수 없음							
D. 독서	0	1	2	3	4	5	
0=어려움 없음; 1=정상적으로 앉는 자세에서 독서 하는데 제한받지 않으나 목 근긴장이상으로 방해를 받음; 2=정상적으로 앉는 자세에서 독서하는데 제한받지 않으나 목 근긴장이상을 다룰 수 있는 요령이 필요함; 3=독서에 제한받지 않으나 목 근긴장이상을 다루기 위해 심각한 방법이 필요하거나 앉는 위치 외에서(예를 들어 누워서)만 가능함; 4=요령을 사용해도 목 근긴장이상 때문에 독서에 제한을 받음; 5=목 근긴장이상으로 몇 문장 이상 읽을 수 없음							
E. TV 시청	0	1	2	3	4	5	
0=어려움 없음; 1=정상적으로 앉는 자세에서 TV를 보는데 제한받지 않으나 목 근긴장이상으로 방해를 받음; 2=정상적으로 앉는 자세에서 TV를 보는데 제한받지 않으나 목 근긴장이상을 다룰 수 있는 요령이 필요함; 3=TV 시청에 제한받지 않으나 목 근긴장이상을 다루기 위해 심각한 방법이 필요하거나 앉는 위치 외에서(예를 들어 누워서)만 가능함; 4=목 근긴장이상 때문에 TV 시청에 제한을 받음; 5=목 근긴장이상으로 몇 분 이상 TV를 볼 수 없음							
F. 집 외에서의 활동 (예, 쇼핑, 산책, 영화보기, 외식, 기타 여가활동)	0	1	2	3	4	5	
0=어려움 없음; 1=활동에 제한을 받지 않으나 목 근긴장이상으로 방해를 받음; 2=활동에 제한을 받지 않지만, 완수하기 위해 간단한 요령이 필요함; 3=목 근긴장이상으로 다른 사람이 동행할 때만 활동을 할 수 있음; 4=집 외에서는 활동에 제한을 받음, 일부 활동은 목 근긴장이상으로 불가능하거나 포기함; 5=집 밖에서는 거의 불가능함							
						장애등급 합계	

III. 통증 척도(최대값=20)

A. 통증 정도	Best_		Worst_		Usual_		
지난 주동안 목 근긴장이상으로 인한 통증정도를 0-10 등급으로 평가한다. 점수계산 : (Best + Worst + [2×usual])/4							
B. 통증 지속시간	0	1	2	3	4	5	
0=없음; 1=전체의 10%미만; 2=10%-25%; 3=26%-50%; 4=51%-75%; 5=전체의 75%이상							
C. 통증으로 인한 장애	0	1	2	3	4	5	
0=통증으로 제한받지 않음; 1=통증은 있지만 장애를 일으킬 정도는 아님; 2=통증으로 업무에 어느 정도 방해를 받지만 장애의 주요 원인은 아님; 3=통증이 어느 정도(절반 이하) 영향을 미치지만 장애의 모든 원인은 아님; 4=통증이 활동 제한의 주원인임; 이와 별도로, 장애의 일부(절반 이하)는 머리당김이 원인임; 5=통증이 장애의 주원인임, 통증만 없으면 머리당김이 있어도 업무수행은 아주 만족스럽게 할 수 있음							

*개정: Consky ES, Lang AE. Clinical assessments of patients with cervical dystonia. In: Jankovic J, Hallett M, eds. Therapy with Botulinum Toxin. New York, NY:Marcel Dekker, Inc; 1994:211-237

통증 총합	
중증도 총합 (앞 페이지)	
총 TWSTRS 점수	

참고

Reproduced with permission by Allergan Inc. Botox MD Guide. Allergan Neurosciences. SIMC 051466 0502325

다한증 척도

다한증 질병증상 척도(HDSS, Hyperhidrosis Disease Severity Scale)		
X	점수	
	1	(겨드랑이)땀이 난 적이 없으며 일상 업무에 방해받지 않는다.
	2	(겨드랑이)땀은 견딜만 하지만, 가끔 일상 업무에 방해가 된다.
	3	(겨드랑이)땀은 간신히 견디고 있으며 일상 업무에 자주 방해가 된다.
	4	(겨드랑이)땀은 견딜 수 없으며 언제나 일상 업무에 방해가 된다.

참고

http://www.botoxseveresweating.com/info_physicians.aspx

침흘림/타액분비 척도

침흘림 정도(DIS, Drooling Impact Score)[1]					
지난 주동안		아주 많이 4	많이 3	약간 2	없음 1
1	얼마나 침을 흘렸나요?				
2	침흘림 때문에 얼마나 힘들거나 신경이 쓰였나요?				
3	침흘림 때문에 말하는데 얼마나 방해가 됐나요?				
4	침흘림 때문에 옷이나 화장에 얼마나 영향을 미쳤나요?				
5	침흘림 때문에 턱에 얼마나 영향을 미쳤나요?				
6	침흘림 때문에 사회활동이나 여가활동에 얼마나 영향을 미쳤나요?				
7	침흘림 때문에 일이나 외출을 얼마나 줄였나요?				
8	침흘림 때문에 배우자나 친구들과의 교제에 얼마나 방해를 받았나요?				
9	침흘림 때문에 일나나 기침늘 하거나 숨이 막혔나요?				
10	침흘림 때문에 주변 환경이 얼마나 냄새나고 지저분해 졌나요?				

참고문헌

1. Verma A, Steele J. Botulinum toxin improves sialorrhea and quality of living in bulbar amyotrophic lateral sclerosis. Muscle Nerve 2006;34:235-37.
2. Findlay AY, Khan GK. Dermatology life quality index- a simple practical measure for routine clinical use. Clin Exp Dermatol 1994;19:210-16

침흘림/타액분비 척도

질문지에 근거한 침흘림 정도와 빈도수의 점수 평가법			
침흘림 정도	1	건조	침흘리지 않음
	2	경도	입술만 젖음
	3	중등도	입술과 턱이 젖음
	4	중증도	옷이 젖을 정도로 침을 흘림
	5	매우 심한	옷, 손, 쟁반, 그리고 물건들이 젖음
침흘림 빈도수	1	침흘리지 않음	
	2	가끔 침을 흘림	
	3	자주 침을 흘림	
	4	항상 침을 흘림	

아이들과 의사소통이 안되는 환자들을 위한 평가법

참고문헌

Heine RG, Catto-Smith AG, Reddihough DS. Effect of antireflux medication on salivary drooling in children with cerebral palsy. Dev Med Child Neurol 1996;38:1030-36.

침흘림/타액분비 척도

침흘림 등급						
환자나 보호자가 수행함						
	점수	앉아있을때	서있을때	누워있을때	말할 때	먹고 마실 때
입이 지나치게 마름	0					
침이 많이 나지 않음	0					
입에 침은 많으나 흘리지는 않음	1					
중등에서 중증도의 침흘림, 가끔 닦아줌	2					
계속 침을 흘려 옷이 젖거나 손수건,휴지로 닦아줌	3					

참고문헌

Marks L, Turner K, O'Sullivan J, Deighton B, Lees A. Drooling in Parkinson's desease: a novel speech and language therapy intervention. Int J Lang Comm Dis 2001;36(Suppl):282-87.

경직 척도

Ashworth 척도			
점수	Ashworth 척도[1] (1964)	점수	수정 Ashworth 척도[2] Bohannon&Smith(1987)
0	긴장도의 증가 없음	0	근육 긴장도의 증가 없음
1	사지를 굽히거나 펼 때 약간의 긴장도 증가	1	근육 긴장도가 약간 증가함; 잡거나 놓을 때 느껴짐 또는 이환된 부분을 굽히거나 펼 때 ROM(range of motion)의 끝에 최소의 저항이 나타남
		1+	근육 긴장도가 약간 증가함; 잡을 때 느껴지고, 이어서 ROM의 남은 부분(절반 이하)은 최소의 저항이 따름
2	긴장도는 더욱 커졌으나 사지는 쉽게 굽힘	2	대부분의 ROM동안 근육 긴장도가 눈에 띄게 증가했으나 이환된 부분의 움직임은 쉽게 이루어짐
3	긴장도가 크게 증가하여 수동운동에 어려움 있음	3	근육 긴장도가 상당히 증가하여 수동적 움직임에 제한을 받음
4	사지를 굽히거나 펼 때 경직됨	4	사지를 굽히거나 펼 때 경직됨

참고문헌

1. Ashworth B. Preliminary trial of carisoprodol in multiple sclerosis. Practitioner 1964;192:540.
2. Bohannon RW, Smith MB. Interrater reliability of a modified Ashworth scale of muscle spasticity. Physical Ther 1987;2:206-07.

경직 척도

수동 운동범위(ROM)중에 근육의 반응(X)과 근육의 반응 각도(Y)를 여러 속도에서 측정한다.

Tardieu 척도	
	근육의 반응(X)
0	ROM 동안 저항 없음
1	ROM 동안 약간의 저항 있으나 특정 각도에서 멈추지 않음
2	특정 각도에서 멈춘 후 풀어짐
3	특정 각도에서 10회 미만의 피로성 간대성 경련(clonus)
4	특정 각도에서 10회 이상의 피로하지 않는 간대성 경련
근육의 반응 각도(Y)	
고관절을 제외하고 모든 관절에서 근육을 최소로 신장시킨 곳(0도)에 대한 상대적 각도를 측정하고, 고관절에서는 성상 해부학적 위치(resting anatomical position)에 대한 상대적 각도로 측정한다.	
신장 속도	
V1	가능한 천천히 움직여 신장반사(stretch reflex)를 최소화함 수동 ROM을 측정
V2	사지가 중력에 떨어지는 속도 경직의 정도를 측정
V3	가능한 빨리–V2보다 빨리 경직의 정도를 측정

Tardieu를 Held and Pierrot–Deseilligly가 수정하고 Gracies et al.[1-4]이 번역했다.

Tardieu 척도는 Ashworth 척도[5]와 달리 구축으로 인한 경직을 분류한다. 경직의 치료효과를 평가하기 위해서는, 아주 느린 속도로 수동 신장시키면서 최대 ROM을 치료 전후로 비교하고, 빠른 속도로 수동 신장시키면서 관절이 걸리는 각도를 치료 전후로 비교하는 것이 좋다.[7]

V2와 V3를 구분하는 것이 어려울 땐 일정한 속도를 사용하는 것이 좋고 이 속도는 각 개인의 근육 긴장도와 저항도에 따라 다를 수 있다[6].

참고문헌

1. Tardieu G, Shentoub S, Delarue R. A la recherché d'une technique de measure del la spasticite. Rev Neurol 1954;91:143-44.
2. Tardieu G, Rondont O, Mensch J, et al. Responses electromyographiques a l'etirement musculaire chez l'homme normal. Rev Neurol 1957;9:60-61.
3. Held J, Pierrot-Deseilligny E. Reeducation motrice des affections neurologique. J B Baillere, 1969:31-42.
4. Gracies J-M, Marosszeky J, Renton R, Sadaman J, et al. Short-term effects of dynamic Lycra splints on upper limb in hemiplegia patients. Arch Phys Med Rehabil 2000;81:1547-55.
5. Patric E, Ada L. The Tardieu Scale differentiates contracture from spasticity whereas the Ashworth Scale is confounded by it. Clin Rehab 2006;20:173-82
6. Mackey AH, Walt SE, Lobb G, Stott NS. Intraobserver reliability of the modified Tardieu scale in the upper limb of children with hemiplegia. Dev Med Child Neurol 2004;46:267-72.
7. Scholtes VAB, Beelen A, Lankhorst G. Clinical assessment of spasticity in children with cerebral palsy: a critical review of available instruments. Dev Med Child Neurol 2006;48:64-73.

경직 척도

연축 빈도 척도	
0	연축 없음
1	자극에 의한 가벼운 연축
2	간헐적 완전 연축(<1회/1시간)
3	1시간 1회 이상의 연축
4	1시간 10회 이상의 연축

참고문헌

Middle B, Kuipers-Upmeijer H, Bouma J, et al. Effect of intrathecal baclofen delivered by an implanted programmable pump on health related quality of life in patients with severe spasticity. J Neurol Neurosurg Psychiatry 1997;63:204-09.

연축 빈도 척도	
0	연축 없음
1	매일 1회 미만 연축
2	매일 1–5회 연축
3	매일 5–10회 미만 연축
4	매일 10회 이상 또는 연속적 연축

참고문헌

Snow BJ, Tsui JKC, Bhatt MH, et al. Treatment of spasticity with botulinum toxin: a double-blind study. Ann Neurol 1990;28:512-15.

경직 척도

모음근의 긴장도(Degree of Adductor Tone)	
0	증가 없음
1	긴장도 증가
	한 사람이 고관절을 45도까지 쉽게 벌림
2	한 사람이 약간의 힘을 들여서 고관절을 45도까지 벌림
3	한 사람이 많은 힘을 들여서 고관절을 45도까지 벌림
4	고관절을 45도까지 벌리기 위해 두 사람이 필요함

위생관리 척도	
0	독립적으로 씻거나 도관을 삽입할 수 있음
1	한 사람이 쉽게 씻거나 도관을 삽입할 수 있음
2	한 사람이 힘을 들여 씻거나 도관을 삽입할 수 있음
3	한 사람이 많은 힘을 들여 씻거나 도관을 삽입할 수 있음
4	두 사람이 쉽게 씻거나 도관을 삽입할 수 있음
5	두 사람이 힘을 들여 씻거나 도관을 삽입할 수 있음

참고문헌

Snow BJ, Tsui JKC, Bhatt MH, et al. Treatment of spasticity with botulinum toxin: a double-blind study. Ann Neurol 1990;28:512-15.

CHAPTER 9

임상 결과 양식

- 편두통에 대한 신경독 임상평가와 치료
- 얼굴연축에 대한 신경독 임상평가와 치료
- 목 근긴장이상에 대한 신경독 임상평가와 치료
- 경직(상지)에 대한 신경독 임상평가와 치료
- 경직(하지)에 대한 신경독 임상평가와 치료

편두통에 대한 신경독 임상평가와 치료

이름		INR:	날짜:	
날짜		임신	아니오	예
마지막 주사		출산 조절	예	아니오

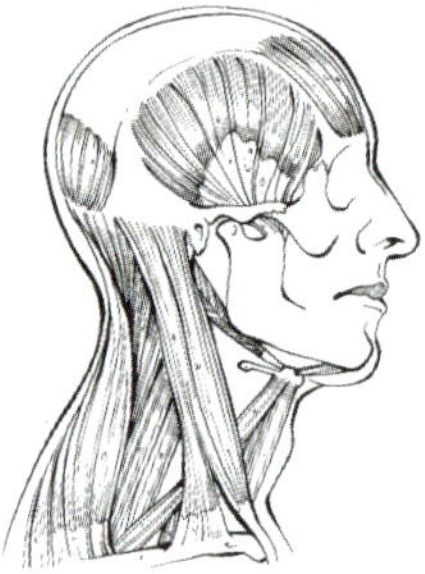

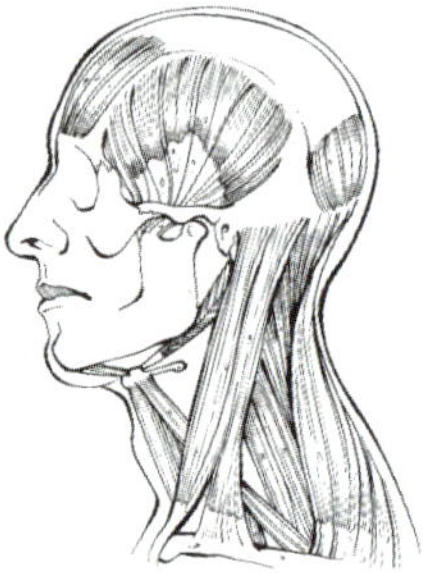

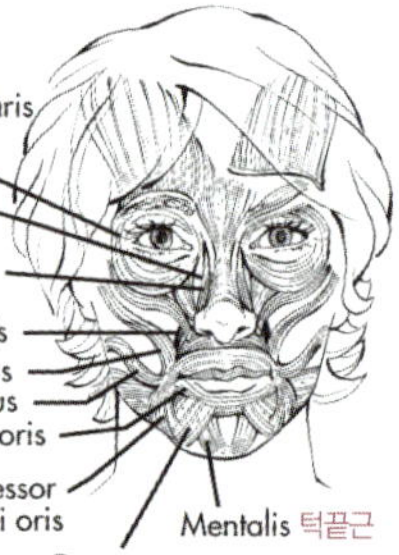

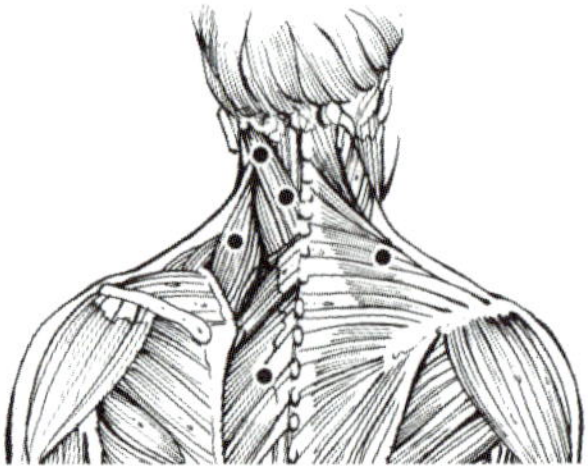

보조	
전기자극	
EMG	
사용한 용량	
BTX-A 용량	
BTX-B 용량	
희석	
BTX-A	
BTX-B	
바늘	
30G, 1/2in	
27G, 37mm	
25G, 50mm	
버린 양	

얼굴연축에 대한 신경독 임상평가와 치료

이름		임신	예	아니오
날짜		출산 조절	아니오	예
진단		INR:		
마지막 주사		INR-날짜:		

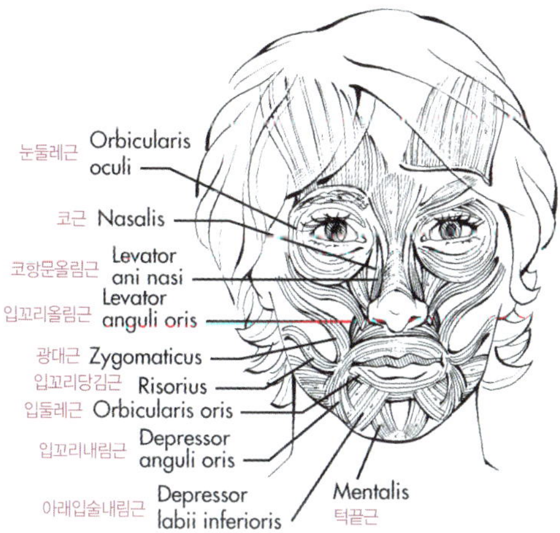

보조	
전기자극	
EMG	
사용한 용량	
BTX-A 용량	
BTX-B 용량	
희석	
BTX-A	
BTX-B	
바늘	
30G, 1/2in	
27G, 37mm	
25G, 50mm	
버린 양	

목 근긴장이상에 대한 신경독 임상평가와 치료

이름		임신	예	아니오
날짜		출산 조절	아니오	예
진단		INR:		
마지막 주사		INR-날짜:		

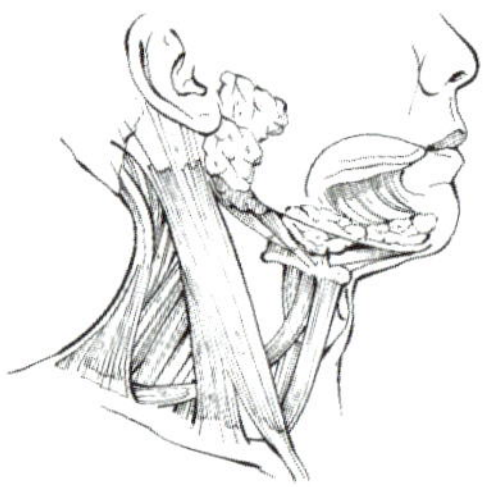

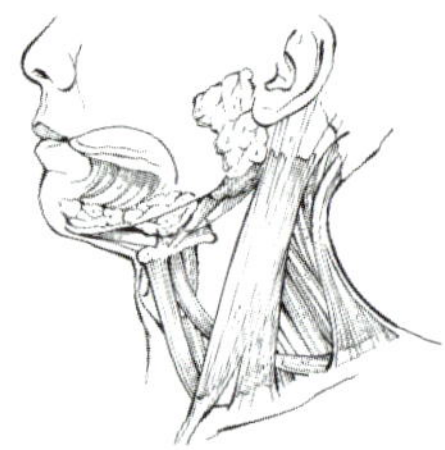

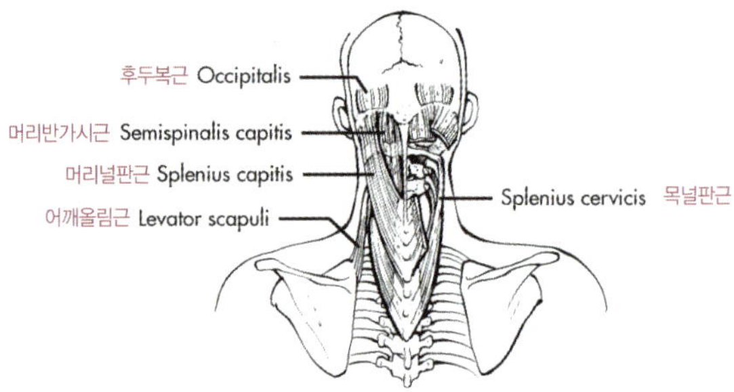

목 ROM		
	휴지기	ROM
굽힘		-
신장		-
왼쪽 회전		-
오른쪽 회전		-

보조	
전기자극	
EMG	
사용한 용량	
BTX-A 용량	
BTX-B 용량	
희석	
BTX-A	
BTX-B	
바늘	
30G, 1/2in	
27G, 37mm	
25G, 50mm	
22G, 75mm	
버린 양	

경직(상지)에 대한 신경독 임상평가와 치료

이름		임신	예	아니오
날짜		출산 조절	아니오	예
진단		INR:		
마지막 주사		INR–날짜:		

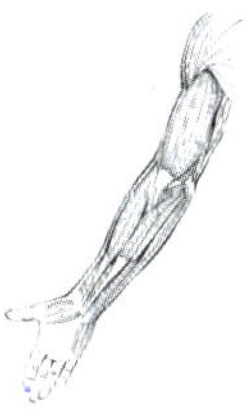

	Motor		Ashworth	
	R	L	R	L
어깨				
팔꿈치/굽힘				
팔꿈치/신장				
손목/굽힘				
손목/신장				
움켜잡기				
엄지				
MCP				
PIP				
DIP				

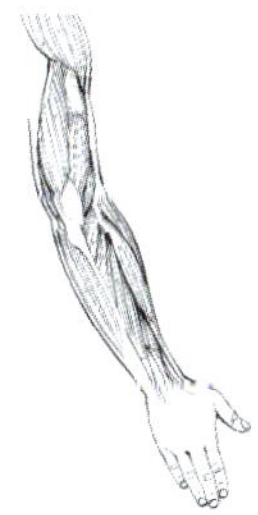

ROM		
관절	휴지기	ROM
어깨		–
팔꿈치		–
손목		–
엄지		–
MCP		
PIP		
DIP		–

보조	
전기자극	
EMG	
사용한 용량	
BTX-A 용량	
BTX-B 용량	
희석	
BTX-A	
BTX-B	
바늘	
30G, 1/2in	
27G, 37mm	
25G, 50mm	
22G, 75mm	

수정 Ashworth 척도	
0	근육 긴장도 증가 없음
1	ROM 끝에 멈칫하거나 최소한의 저항 있음
1+	멈칫하거나 최소한의 저항(<1/2 of ROM)
2	이환 부위가 쉽게 움직임
3	수동 운동이 제한을 받음
4	경직됨

연축 빈도 척도	
0	연축없음
1	자극에 의한 가벼운 연축
2	간헐적 완전 연축(<1회/시간)
3	1시간 1회 이상의 연축
4	1시간 10회 이상의 연축

경직(하지)에 대한 신경독 임상평가와 치료

이름		임신	예	아니오
날짜		출산 조절	아니오	예
진단		INR:		
마지막 주사		INR-날짜:		

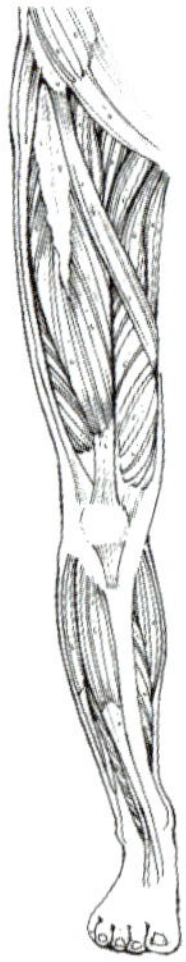

	Motor		Ashworth	
	R	L	R	L
고관절				
벌림				
모음				
굽힘				
무릎				
굽힘				
신장				
발목				
발등굽힘				
발바닥굽힘				

ROM		
관절	휴지기	ROM
고관절		-
무릎		-
발목		-
엄지발가락		-
발가락들		-

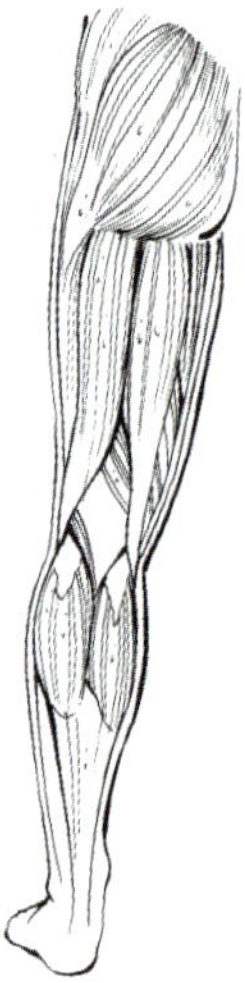

보조	
전기자극	
EMG	
사용한 용량	
BTX-A 용량	
BTX-B 용량	
희석	
BTX-A	
BTX-B	
바늘	
30G, 1/2in	
27G, 37mm	
25G, 50mm	
22G, 75mm	

수정 Ashworth 척도	
0	근육 긴장도 증가 없음
1	ROM 끝에 멈칫하거나 최소한의 저항 있음
1+	멈칫하거나 최소한의 저항(<1/2 of ROM)
2	이환 부위가 쉽게 움직임
3	수동 운동이 제한을 받음
4	경직됨

연축 빈도 척도	
0	연축없음
1	자극에 의한 가벼운 연축
2	간헐적 완전 연축(<1회/시간)
3	1시간 1회 이상의 연축
4	1시간 10회 이상의 연축

찾아보기

참고 : 굵은 숫자는 삽화를 의미하고, t는 표를 의미한다.

ㅁ

ㅂ

ㅅ

ㅇ